神经外科手术护理
基础与实践手册

主　编　刘　婷　于　鹏

主　审　赵国光　王天龙　张鸿祺

编　委　（按姓氏笔画排序）

王　冉　牛蕾蕾　李　斌　李　颖

张　苓　郭　晃　崔梦云　焦　萌

北京大学医学出版社

SHENJING WAIKE SHOUSHU HULI JICHU YU SHIJIAN SHOUCE

图书在版编目（CIP）数据

神经外科手术护理基础与实践手册 / 刘婷，于
鹏主编．—北京：北京大学医学出版社，2018.1
ISBN 978-7-5659-1697-7

Ⅰ．①神…　Ⅱ．①刘…②于…　Ⅲ．①神经外科手术
－护理－手册　Ⅳ．①R473.6-62

中国版本图书馆CIP数据核字（2017）第258418号

神经外科手术护理基础与实践手册

主　　编：刘　婷　于　鹏
出版发行：北京大学医学出版社
地　　址：（100191）北京市海淀区学院路38号　北京大学医学部院内
电　　话：发行部 010-82802230；图书邮购 010-82802495
网　　址：http：//www.pumpress.com.cn
E-mail：booksale@bjmu.edu.cn
印　　刷：北京强华印刷厂
经　　销：新华书店
责任编辑：陈　奋　责任校对：金彤文　责任印制：李　啸
开　　本：880mm×1230mm　1/32　印张：4.375　字数：142千字
版　　次：2018年1月第1版　2018年1月第1次印刷
书　　号：ISBN 978-7-5659-1697-7
定　　价：38.00元

作者简介

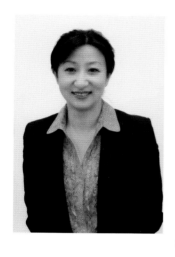

刘婷

首都医科大学宣武医院麻醉手术科
  科护士长

中华护理学会手术室专业委员会　委员

国际血管联盟中国分部护理专业委员会
  副主任委员

中国卫生监督协会消毒与感染控制专业
  委员会消毒与灭菌学组　委员

《中国微创外科杂志》　通讯编辑

中国医学装备协会医用洁净工程分会第一
  届分会　委员

中华护理学会第二十六届理事会手术室
  专业委员会疼痛护理学组　成员

北京护理学会第十一届组织工作委员会
  委员

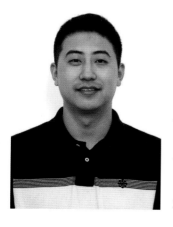

于鹏

首都医科大学宣武医院麻醉手术科神经
  外科专业组　首席护士

首都医科大学宣武医院男护士工作协会
  会长

北京护理学会男护士工作组　委员

序

护理工作是医疗卫生事业的重要组成部分，规范化、系统化的护理服务是高品质医疗的保障。手术室是医院危重患者抢救的场所，是践行优质护理服务的重点部门。而优质的护理是手术安全顺利进行的保障，也是新技术、新手术开展的有力支撑。

随着医疗技术的不断发展，疾病的诊治过程、诊疗常规不断更新，新的手术方式和操作技术层出不穷。与此同时，科技的进步也使手术器械更加专业化、精细化，手术仪器设备更加自动化、智能化。在这种医疗卫生体系快速发展的形势下，手术室的护理工作想要跟上医学前进的步伐，护理人员就要了解疾病当前的诊疗常规，熟悉手术过程、理解手术步骤，在此基础上不断改进护理方法、提高护理质量。同时，手术室护士也要熟知术者习惯，熟悉手术器械，熟练掌握各种仪器设备的使用方法，并具备对仪器设备常见故障的初步判断及排除能力，以保证手术的顺利进行。因此，手术室护士的培训工作尤显重要，手术室护理管理工作也面临全方位的挑战。

作为专科护士培训基地，首都医科大学宣武医院麻醉手术科不断进取，在专科性护理和护士培训方面做了大量的工作，并取得了良好成绩。此次编写的《神经外科手术护理基础与实践手册》是其对神经外科手术护理工作进行深入研究和总结的结果，是其护理团队智慧与汗水的结晶。这本书涵盖了神经外科相关基础知识以及手术过程中护理配合的实际操作过程，不仅向读者介绍了神经外科的常用解剖和疾病的诊治知识，并且详尽地介绍了神经外科各类手术的护理配合过程和注意要点，内容丰富，思路清晰，叙述深入浅出，具有较强的实用性和可操作性，对规范手术室的护理工作具有很好的指导作用。这本书理论结合实践，重在实践，是一本高品质的专业化手术室护理配合指导手册。

我相信，《神经外科手术护理基础与实践手册》的出版将促使进一步提高神经外科手术配合的护理质量，规范其护理操作标准，优化其护理工作流程。同时，也将以点带面，带动其他学科专业化护理的发展，提高手术室护理专业水平。

　　期待本书的出版，也希望其随医疗及护理水平的提高日臻完善。

郭　莉

中华护理学会主任委员

前　言

　　手术室护士在全面发展的基础上，以择优或竞聘的方式留在自己喜欢的专业组，这样不仅能提升自身专科护理能力，也更符合手术室专科发展；同时，对于专科手术配合的精细化改进也提升了手术医师的满意度。在此基础上，可最大限度使患者获益，并推动科室的发展。

　　作为一名神经外科（以下简称"神外"）专业组护士，应协助各组护士长做好神外专科护理管理工作，具体包括：熟悉手术医生的手术习惯，所用仪器、设备、器械的型号、品牌，术前、术中使用及调试；术后对本科所用仪器、设备、器械进行维护保养；熟练掌握专业组手术的人体解剖知识、体位摆放、手术配合（洗手、巡回）及专科护理等。

　　这本《神经外科手术护理基础与实践手册》是首都医科大学宣武医院麻醉手术科神经外科专业组多年来临床实践的结晶，其内容分基础篇和实践篇。基础篇包括：神外相关解剖基础知识、神外手术常见体位、神外常用器械和仪器、神外手术布局等。实践篇涵盖神经外科各专业组如：肿瘤组、颅底组、血管组、脊柱组和小儿组等的相应手术配合要点。本手册为新入职护士和进修护士的培训提供了详实资料，使年轻护士和进修护士能尽快熟悉工作流程，提高护理操作技术水平。对于不常配合神经外科手术的高年资护士，也是一本很好的临床护理工作指导手册。

　　由于编者水平有限，书中难免有所疏漏，敬请各位读者指出，以便再版时修正。

主　编

刘　婷　于　鹏

目　　录

基础篇

基础篇

第一章　神经外科解剖基础

第一节　脑解剖

一、概述

脑（brain）位于颅腔内。一般将脑分为：端脑、间脑、中脑、脑桥、延髓和小脑共六部分。通常将中脑、脑桥和延髓合称为脑干。

二、脑的被膜

脑的被膜（cranial meninges）

脑被三层膜完全包裹。由外到内依次为硬脑膜、脑蛛网膜、软膜。

硬脑膜（dura mater）呈不透明、坚韧、纤维性的膜结构，其衬于颅腔内并将颅腔不完全地分为几个腔室。

硬脑膜由两层构成：内膜层（脑膜层）和外层（骨内膜层）。

脑蛛网膜（arachnoid mater）比硬脑膜薄，大部分呈透明状，且疏松地包绕在脑的周围，横越脑的沟和回。

软膜（pia mater）是一种透明的具有显微厚度的膜，该膜沿大脑轮廓紧贴在脑表面上。

硬脑膜和蛛网膜之间狭小的腔隙称为硬膜下间隙。蛛网膜下方是蛛网膜下隙，其内循环流动着脑脊液，体积变化较大的蛛网膜下隙成为蛛网膜下池。蛛网膜和软脑膜有很多相似的特征，通常将蛛网膜和软膜合称为软脑膜。

脑膜和脊膜通过枕骨大孔相互延续。

硬脑膜的分区

硬脑膜的脑膜层向内折返形成4个隔，将颅腔不完全地分为几个空间，容纳脑的不同部分。

大脑镰（cerebral falx）呈镰刀状，伸入两大脑半球之间的大脑纵裂。

小脑幕（tentorium cerebellum）呈薄片状，在中线处向上隆起呈山峰状，形似幕帐，因而得名。其覆盖小脑，并将颅腔分为幕上和幕下两部分。

小脑镰（cerebellar falx）位于小脑幕下方中线处伸入两小脑半球之间。

鞍膈（diaphragma sellae）位于蝶鞍上方，封闭垂体窝，其中央有一小孔有垂体柄和漏斗通过。

硬脑膜窦

硬脑膜在某些部位两层分开，内面衬以内皮细胞，构成硬脑膜窦（dural sinuses），窦内含静脉血，窦壁无平滑肌，不能收缩，故损伤出血时难以止血，容易形成颅内血肿。主要的硬脑膜窦包括：上矢状窦（superior sagittal sinus）；下矢状窦（inferior sagittal sinus）；直窦（straight sinus）；横窦（transverse sinus）（成对）；乙状窦（sigmoid sinus）（成对）；海绵窦（cavernous sinus）位于蝶鞍两侧，为两层硬脑膜间的不规则腔隙，腔隙内有许多结缔组织小梁，形似海绵而得名，两侧海绵窦借横支相连。

三、脑循环解剖

脑的动脉

脑的动脉来源于颈内动脉和椎动脉。以顶枕沟为界，大脑半球的前 2/3 和部分间脑由颈内动脉供应，大脑半球后 1/3 及部分间脑、脑干和小脑由椎动脉供应。故可将脑的动脉归纳为颈内动脉系和椎 - 基底动脉系。颈内动脉系和椎 - 基底动脉系吻合构成 Willis 环，包绕视交叉、垂体柄和乳头体。

脑的静脉

脑的静脉无瓣膜，不与动脉伴行，分为浅、深两组，两组之间相互吻合。浅组收集脑皮质及皮质下髓质的静脉血，直接注入邻近的静脉窦；深组收集大脑深部的髓质、基底核、间脑、脑室脉络丛等处的静脉血，最后汇成一条大脑大静脉注入直窦。两组静脉最终经硬脑膜窦回流至颈内静脉。

脑脊液

脑脊液（cerebral spinal fluid，CSF）是充满脑室系统、蛛网膜下隙和脊髓中央管内的无色透明液体，内含多种浓度不等的无机离子、葡萄糖、微量蛋白质和少量淋巴细胞，pH 为 7.4，功能上相当于外周组织中的淋巴，对中枢神经系统起缓冲、保护、运输代谢产物和调节颅内压等作用。脑脊液总量在成人平均约 150 ml。它处于不断产生、循环和回流的平衡状态中。

脑屏障

中枢神经系统内有相应的结构对物质在毛细血管或脑脊液与脑组织间转运过程中进行一定的限制或选择，该结构即脑屏障（brain barrier）。脑屏障由 3 个部分组成：血 - 脑屏障、血 - 脑脊液屏障、脑脊液 - 脑屏障。

四、脑神经解剖

周围神经系统（peripheral nervous system）是指除中枢神经系统以外，分布于全身各处的神经结构和神经组织。一般将周围神经系统分为脊神经、脑神经和内脏神经 3 个部分。脊神经指的是与脊髓相连的周围神经部分，由 31 对成对分布的神经组成；脑神经则是指与脑干、间脑和端脑相连的部分，由 12 对成对分布的神经组成；内脏神经是指分布于体腔脏器、全身心血管结构和腺体组织的周围神经部分；其他分布于身体皮肤和骨骼肌的周围神经部分则称为躯体神经。

中枢神经系统（central nervous system）包括位于椎管内的脊髓和位于颅腔内的脑，是反射活动的中心部位。

脑神经（cranial nerves）是与脑相连的周围神经，共 12 对，依次为嗅神经、视神经、动眼神经、滑车神经、三叉神经、展神经、面神经、听神经、舌咽神经、迷走神经、副神经和舌下神经。

记忆口诀：
Ⅰ 嗅 Ⅱ 视 Ⅲ 动眼
Ⅳ 滑 Ⅴ 叉 Ⅵ 外展
Ⅶ 面 Ⅷ 听 Ⅸ 舌咽
Ⅹ 迷 Ⅺ 副 Ⅻ 舌下全

五、颅骨解剖

颅（skull）由 23 块扁骨和不规则骨组成（不计中耳的 3 对听小骨）。

脑颅骨

脑颅骨由8块骨组成。其中，成对的有颞骨和顶骨；不成对的有额骨、筛骨、蝶骨和枕骨（图1-1）。它们共同构成颅腔。颅腔的顶是穹隆形的颅盖（calvaria），由额骨、顶骨、枕骨、蝶骨、颞骨构成。颅腔的底由中部的蝶骨、后方的枕骨、两侧的颞骨、前方的额骨和筛骨构成。筛骨只有一小部分参与脑颅，其余构成面颅。额

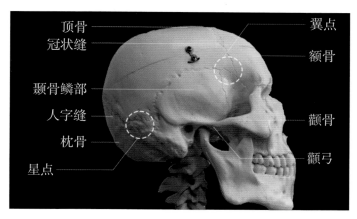

图1-1 颅骨侧面观（右）

骨与两侧顶骨连接构成冠状缝（coronal suture），两侧顶骨连接为矢状缝（sagittal suture），两侧顶骨与枕骨连接成人字缝（lambdoid suture）。

第二节　脊柱脊髓解剖

一、脊柱

脊柱的骨性结构由椎骨（vertebrae）构成，分为颈椎（cervical vertebrae，C）7 块，胸椎（thoracic vertebrae，T）12 块，腰椎（lumbar vertebrae，L）5 块，骶椎（sacrum，sacral bone）5 块，尾椎（coccyx）3 ～ 4 块。

从侧面观察脊柱，可见成人脊柱有颈、胸、腰、骶 4 个生理性弯曲。其中，颈曲和腰曲凸向前，胸曲和骶曲凸向后（图 1-2）。

二、椎骨

椎骨由前方短圆柱形的椎体和后方板状的椎弓组成。

椎体（vertebral body）（图 1-2）是椎骨负重的主要部分。邻近

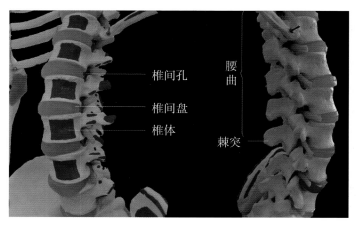

椎间孔
椎间盘
椎体

腰曲
棘突

图1-2　腰椎正面、侧面观

的椎骨借椎间纤维软骨相连。椎体后面微凹陷，与椎弓共同围成椎孔（vertebral foramen）。各椎孔上下贯通，构成容纳脊髓的椎管（vertebral canal）。

椎弓（vertebral arch）是弓形骨板，紧连椎体的缩窄部分，称椎弓根（pedicle of vertebral arch），根的上、下缘各有一切迹。相邻椎骨的上、下切迹共同围成椎间孔（intervertebral foramina）（图1-2），有脊神经和血管通过。椎弓根向后内扩展变宽，称椎弓板（lamina of vertebral arch），两侧椎弓板在中线会合。由椎弓发出7个突起：棘突1个，横突1对，关节突2对。

第1颈椎又名寰椎（atlas）：呈环状，无椎体、棘突和关节突。

第2颈椎又名枢椎（axis）。

第7颈椎又名隆椎（prominent vertebrae）。

椎骨间的连结

各椎骨之间借韧带、软骨和滑膜关节相连，可分为椎体间连结和椎弓间连结。

（1）椎体间的连结：椎体之间借椎间盘及前纵韧带、后纵韧带相连。

①椎间盘（intervertebral disc）（图1-2）是连结相邻两个椎体的纤维软骨盘（第1及第2颈椎之间除外），成人有23个椎间盘。椎间盘由两部分构成，中央部为髓核（nucleus pulposus），是柔软而富有弹性的胶状物质；周围部为纤维环（anulus fibrosus），由多层纤维软骨环按同心圆排列组成，富于坚韧性，牢固连接各椎体上、下面，保护髓核并限制髓核向周围膨出。当纤维环破裂时，髓核容易向后外侧脱出，突入椎管或椎间孔，压迫邻近脊髓或神经根引起牵涉性痛，临床称为椎间盘脱出症。

②前纵韧带（anterior longitudinal ligament）位于椎体前，宽而坚韧，上自枕骨大孔前缘，下达第1或第2骶椎椎体。其纵行的纤维牢固地附着于椎体和椎间盘，有防止脊柱过度后伸和椎间盘向前脱出的作用。

③后纵韧带（posterior longitudinal ligament）位于椎管内椎体的

后面，窄而坚韧。与椎间盘纤维环及椎体上下缘紧密连结，而与椎体结合较为疏松，有限制脊柱过度前屈的作用。

（2）椎弓间的连结：包括椎弓板、棘突、横突间的韧带连接和上、下关节突间的滑膜关节连接。

①黄韧带（ligamenta flava）位于椎管内，连结相邻两椎弓板间的韧带，由黄色的弹性纤维构成。黄韧带协助围成椎管，并有限制脊柱过度前屈的作用。

②棘间韧带（interspinal ligament）连结相邻棘突间的薄层纤维，附着于棘突根部到棘突尖。

③棘上韧带和项韧带（supraspinal ligament and ligamentum nuchae）棘上韧带是连接胸、腰、骶椎各棘突尖之间的纵行韧带，前方与棘间韧带相融合，都有限制脊柱前屈的作用。而在颈部，从颈椎棘突尖向后扩展成三角形板状的弹性膜层，成为项韧带。

④横突间韧带（interansverse ligament）位于相邻椎骨横突间的纤维索，部分与横突间肌混合。

⑤关节突关节（zygaophyseal joint）由相邻椎骨的上、下关节突的关节面构成，属于平面关节，只能做轻微滑动。

寰椎与枕骨及枢椎的关节

寰枕关节（atlantooccipital joint）为两侧枕髁与寰椎侧块的上关节凹构成的联合关节。寰枢关节（atlantoaxial joint）由寰枢外侧关节和寰枢正中关节构成。其由齿突尖韧带、翼状韧带、寰椎横韧带、覆膜增强。寰枕、寰枢关节的联合活动能使头作俯仰、侧屈和旋转运动（图 1-3）。

三、脊髓

脊髓（spinal cord）位于椎管内，上端平枕骨大孔处与延髓相连，自颅底向下延伸至脊髓圆锥，在 T12 与 L2 之间形成无神经组织的终丝（filum terminale）。脊髓呈前、后稍扁的圆柱形，全长粗细不等，有两个梭形膨大，即颈膨大和腰骶膨大。

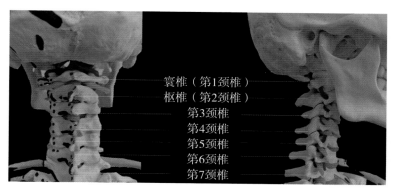

寰椎（第1颈椎）
枢椎（第2颈椎）
第3颈椎
第4颈椎
第5颈椎
第6颈椎
第7颈椎

图1-3　颈椎后面、侧面观

脊髓的被膜

脊髓的被膜由外向内为硬脊膜、脊髓蛛网膜和软脊膜。

硬脊膜（spinal dura mater）由致密结缔组织构成，厚而坚韧，包裹脊髓。向上附于枕骨大孔边缘，与硬脊膜相延续；向下在第2骶椎水平逐渐变细，包裹终丝；下端附于尾骨。硬脊膜与椎管内面的骨膜之间的间隙称硬膜外隙（epidural space），内含疏松结缔组织、脂肪、淋巴管和静脉丛等，此间隙略呈负压，有脊神经根通过。临床上行硬膜外麻醉，就是将药物注入此间隙，以阻滞神经根内的神经传导。在硬脊膜与脊髓蛛网膜之间有潜在的硬膜下隙。硬脊膜在椎间孔处与脊神经的被膜相延续。

脊髓蛛网膜（spinal arachnoid mater）是半透明的薄膜，位于硬脊膜与软脊膜之间，向上与脑蛛网膜相延续。脊髓蛛网膜与软脊膜之间有较宽阔的间隙称蛛网膜下隙（subarachnoid space），间隙内充满脑脊液。脊髓蛛网膜下隙的下部，自脊髓下端马尾神经根部至第2骶椎水平扩大的马尾神经周围的蛛网膜下隙，称终池（terminal cistern），内容马尾。临床上常在第3、4或第4、5腰椎间穿刺，以抽取脑脊液或注入药物而不易伤及脊髓。脊髓蛛网膜下隙向上与脑蛛网膜下隙相通。

软脊膜（spinal pia mater）薄而富含血管，紧贴脊髓表面，在脊髓下端移行为终丝。软脊膜在脊髓两侧，脊神经前、后根之间形成齿状韧带（denticulate ligament）。脊髓借齿状韧带和脊神经根固定于椎管内，并浸泡于脑脊液中。齿状韧带还可作为椎管内手术的标志。

脊髓的内部结构

脊髓由灰质和白质两大部分组成。在脊髓的横切面上，可见中央有一细小的中央管（central canal），围绕中央管周围的是"H"形的灰质，灰质的外周是白质。

灰质：脊髓灰质是神经元胞体和树突、神经胶质和血管等的复合体。

白质：脊髓白质主要由许多纤维束组成。

四、脊神经

脊神经（spinal nerves）为连接于脊髓的周围神经部分，共31对。根据脊神经与脊髓的连接关系，可将其分为5个部分，分别为颈神经8对，胸神经12对，腰神经5对，骶神经5对，尾神经1对。颈神经根最短，行程近于水平，胸神经根较长，斜向外下走行，腰神经根最长，几近垂直下行，在无脊髓的椎管内形成了马尾（cauda equina）（图1-4）。

五、脊髓的血管

脊髓的动脉

脊髓的动脉有两个来源，即椎动脉和节段性动脉。椎动脉发出脊髓前动脉和脊髓后动脉。它们在下行的过程中，不断得到节段性动脉（如肋间后动脉、腰动脉等）分支的增补，以保障脊髓有足够的血液供应。

脊髓的静脉

脊髓的静脉较动脉多而粗。脊髓前、后静脉由脊髓内的小静脉汇集而成，通过前、后根静脉注入硬膜外隙的椎内静脉丛。

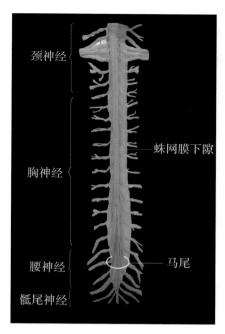

颈神经

胸神经

腰神经

骶尾神经

蛛网膜下隙

马尾

图1-4　脊神经

第三节　手术应用解剖

一、幕上空间

端脑

端脑（telencephalon）是脑的最高级部位，由左、右大脑半球借胼胝体连接而成（图 1-5）。大脑半球表面的灰质层，称大脑皮质，深部的白质又称髓质，埋在髓质内的灰质核团成为基底核，大脑半球内的腔隙成为侧脑室。大脑半球内各部发育速度不均，加之其表面积增加较颅骨快，发育慢的形成凹陷称为大脑沟（cerebral sulci），发育快的部分则隆起为大脑回（cerebral gyri）。每个大脑半球分为四叶：额叶、颞叶、顶叶和枕叶（图 1-6）。

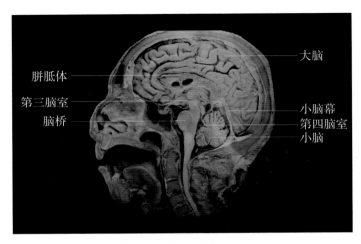

图1-5 颅脑（矢状观）

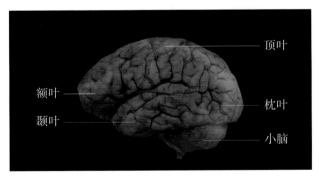

图1-6 脑侧面观（左）

间脑

间脑（diencephalon）位于脑干与端脑之间，连接大脑半球和中脑，其中间有一窄腔为第三脑室（图 1-5），分隔间脑的左右部分。间脑分为背侧丘脑（又称丘脑）、后丘脑、上丘脑、底丘脑和下丘脑。下丘脑控制内分泌、自主运动及内脏功能，通过漏斗（延续为垂体柄）与垂体相连。垂体位于视交叉的后方，垂体占位可压迫视交叉，导致视力障碍。下丘脑是大脑皮质下调节内脏活动的高级中枢，把内脏活动与其他生理活动联系起来，调节体温、摄食、水平衡和内分泌腺活动等重要的生理功能。

二、幕下空间

脑干

脑干（brain stem）是位于脊髓和间脑之间的较小部分，自下而上由延髓（medulla oblongata）、脑桥（pons）（图 1-5）和中脑（midbrain）三部分组成。脑干位于颅后窝的前部，其中延髓和脑桥的腹侧邻接颅后窝前部枕骨的斜坡，背面与小脑相连。延髓、脑桥和小脑之间围成的脑室为第四脑室（fourth ventricle）（图 1-5），向上经中脑水管通第三脑室，向下续为延髓下部和脊髓的中央管。脑干表面附有第Ⅲ～Ⅻ对脑神经根。维持意识是脑干最具临床意义的功能。脑干严重受损时，网状激活系统被破坏，患者可能出现感觉麻木或昏迷。呼吸中枢位于延髓和脑桥，呼吸神经元参与控制呼吸节律，同时还处理来自中枢和外周化学感受器以及肺部感受器所传递的信息。延髓局部损伤或水肿可引起窒息死亡。患者昏迷时，可借助瞳孔反射、角膜反射和吞咽反射粗略评估脑干功能。瞳孔对光反射反映了视神经、中脑及动眼神经的功能。角膜反射则反映三叉神经、脑桥及面神经的情况。吞咽反射可评估低位脑干或延髓的功能，以及舌咽神经和迷走神经是否受损。呕吐反射通路经过延髓，网状结构中某些神经元受刺激后，冲动下行到低位运动神经元，引起膈肌和腹肌的收缩。

小脑

小脑（cerebellum）（图 1-5）是重要的运动调节中枢，占据颅后窝，位于延髓和脑桥的背部，中间夹有第四脑室。其借上、中、下三对小脑脚与脑干相连。小脑两侧的隆起为小脑半球；中间的狭窄部为小脑蚓。小脑参与躯体平衡和肌紧张的调节，以及随意运动的协调。小脑损伤时有特异的临床表现，如共济失调，运动时有控制速度、力量和距离上的障碍；眼球震颤；意向性震颤。

三、颅底

颅底内面高低不平，从前向后有 3 个呈阶梯状加深的陷窝，分别称前、中、后窝。颅前窝：由额骨眶部、筛骨筛板和蝶骨小翼构成。颅中窝：由蝶骨体及大翼、颞骨岩部等构成。中间狭窄，两侧宽广。颅后窝：主要由枕骨和颞骨岩部后面构成，窝中央有枕骨大孔，孔前上方的平坦斜面称斜坡（clivus）（图 1-7）。

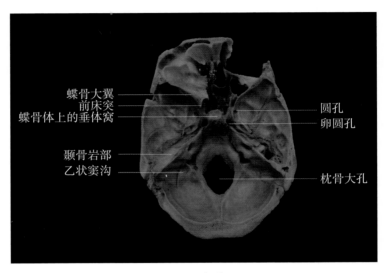

图1-7 颅底

参考文献

1．柏树令．系统解剖学．7 版．北京：人民卫生出版社，2008.
2．SuSan Standring．格氏解剖学．39 版．徐群渊主译．北京：北京大学医学出版社，2008.

第四节 神经外科手术常见入路

一、(扩大)翼点入路

翼点入路的手术一般采取仰卧侧位。使用该入路的常见手术有Willis环动脉瘤夹闭术、颅中窝占位性病变切除术等（图1-8）。

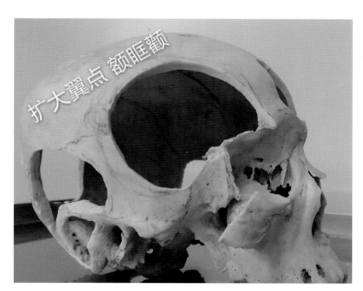

图1-8 翼点入路

二、乙状窦前入路

乙状窦前入路的手术一般采取侧卧位。使用该入路的常见手术有岩斜区巨大肿瘤切除术等（图1-9）。

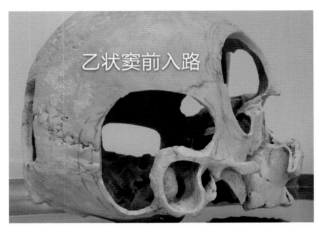

图1-9　乙状窦前入路

三、颞下入路

颞下入路的手术一般采取侧卧位，或者仰卧位且患侧肩部垫高。使用该入路的常见手术有颞底占位性病变切除术、基底动脉动脉瘤夹闭术等（图1-10）。

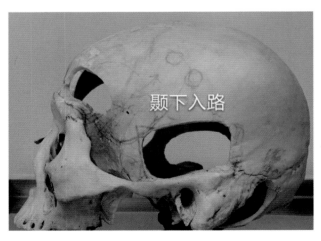

图1-10　颞下入路

四、额下入路

额下入路的手术一般取仰卧位。使用该入路的常见手术有大脑额叶、前颅底占位性病变切除术等（图1-11）。

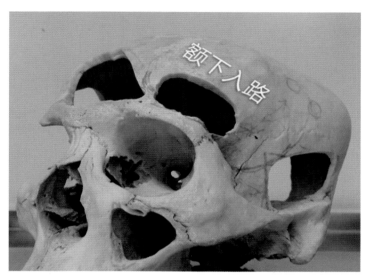

图1-11 额下入路

五、后正中入路

后正中入路的手术一般采取俯卧位或侧卧位。使用该入路的常见手术有大脑枕叶、小脑、脑干占位性病变切除术等（图1-12）。

六、乙状窦后入路及远外侧入路

乙状窦后入路及远外侧入路的手术一般采取侧俯卧位或坐位。使用乙状窦后入路的常见手术有微血管减压术、桥小脑角区占位性病变切除术等。颈静脉孔区占位性病变切除术可能会使用远外侧入路（图1-13）。

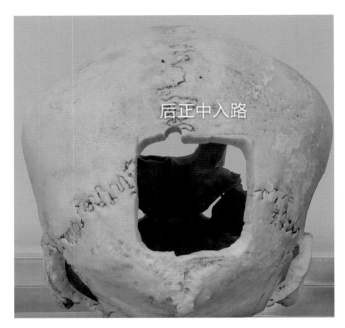

图1-12   后正中入路

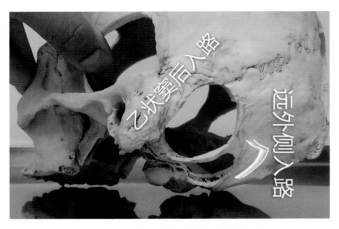

图1-13   乙状窦后入路及远外侧入路

第二章 神经外科常用手术器械

第一节 基础器械

神经外科基础器械及手术常用数量见表 2-1、表 2-2。

表 2-1 神经外科基础器械列表

器械	数量	器械	数量	器械	数量
卵圆钳	3	骨膜起子	2	脑膜剪	1
可可钳	2	剥离子	3	组织剪	1
艾丽斯钳	8	脑压板	4	4 号刀柄	1
小弯钳	8	乳突拉钩	1	7 号刀柄	1
针持	3	头皮夹钳	2	吸引器（3 mm、4 mm、5 mm）	3
巾钳	4	头皮拉钩	3		
鹰嘴咬骨钳	1	脑膜镊	1	急包	1
后颅凹咬骨钳	1	枪状镊	1	双极线	1
小儿双关节咬骨钳	1	尖镊	1	双极镊	1
线锯导板	1	小牙镊	2	冲洗针头	2
刮匙	1	直剪	2	指示卡	1

表 2-2 神经外科椎板器械列表

中弯	1	标本钳	1	骨刀	2
直髓核钳	1	直咬骨钳	1	锤子	1
弯髓核钳	1	尖嘴咬骨钳	1	浅牛角钩	1
90°枪钳	1	鸭嘴咬骨钳	1	深牛角钩	2
1 mm 枪钳	1	棘突咬骨钳	1	半椎板拉钩	1
2 mm 枪钳	1	神经拉钩	1	半椎板牵开器	1
3 mm 枪钳	1	剥离子	2	中自动钩	1
4 mm 枪钳	1	刮匙	2	指示卡	1

第二节　显微器械

神经外科基础显微器械及手术常用数量见表 2-3 和图 2-1。

表 2-3　神经外科基础显微器械列表

器械	数量	图 2-1 序号	器械	数量	图 2-1 序号
枪状尖镊	2	（3）（4）	剥离子	1	（14）
持瘤镊	2	（5）（6）	神经钩	1	（12）
取瘤镊	2	（7）（8）	动脉瘤针	1	（13）
双极电凝镊（黄）	2	（1）（2）	标本钳	1	（15）
枪状显微直剪	1	（9）	吸引器	3	（16）～（18）
枪状显微弯剪	1	（11）	棉条板	1	（19）
显微针持	1	（10）			

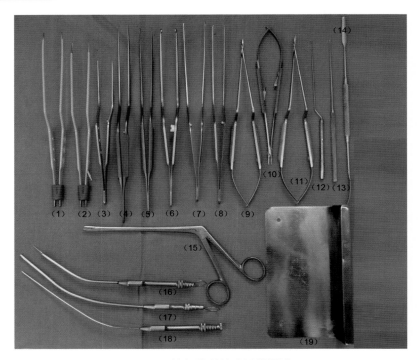

图2-1　神经外科基础显微器械

神经外科基础显微器械细节图展示见图 2-2 至图 2-6。

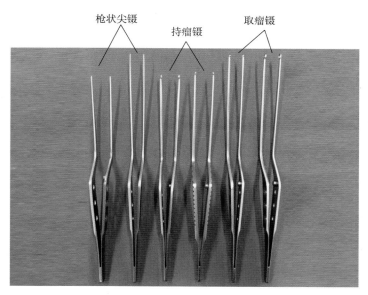

图 2-2　神经外科基础显微器械。从左到右依次为：枪状尖镊 **2** 把、持瘤镊 **2** 把、取瘤镊 **2** 把

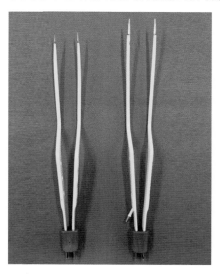

图 2-3　**黄双极电凝镊**

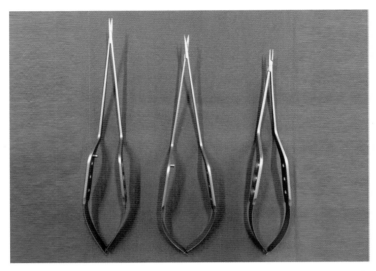

图 2-4 神经外科基础显微器械。从左到右依次为：枪状显微直剪、枪状显微弯剪、枪状显微直针持

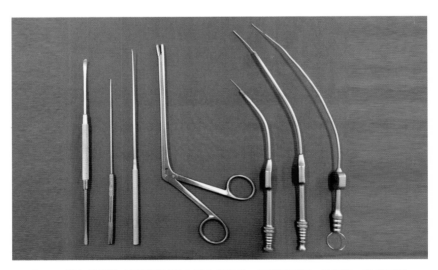

图 2-5 神经外科基础显微器械从左到右依次为：显微剥离子、神经钩、动脉瘤针、标本钳、显微吸引器 3 把

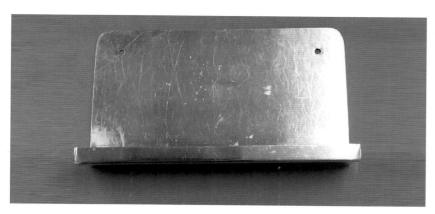

图 2-6　棉条板

神经外科颅底手术显微器械及常用数量见表 2-4 和图 2-7。

表 2-4　神经外科颅底手术显微器械列表

器械	数量	图 2-4 序号	器械	数量	图 2-4 序号
枪状尖镊	1	（1）	枪状显微直剪	1	（15）
枪状牙镊	1	（2）	枪状显微弯剪	1	（16）
持瘤镊	2	（3）（4）	枪状显微针持	1	（17）
取瘤镊	4	（5）～（8）	吸引器	8	（18）～（25）
二爪镊	1	（9）	剥离子	19	（26）～（44）
双极电凝镊（黄）	5	（10）～（14）	棉条板	1	（45）

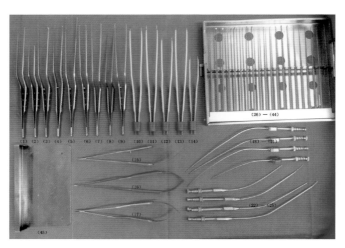

图 2-7 神经外科颅底手术显微器械

神经外科颅底手术显微器械细节图展示见图 2-8 至图 2-12。

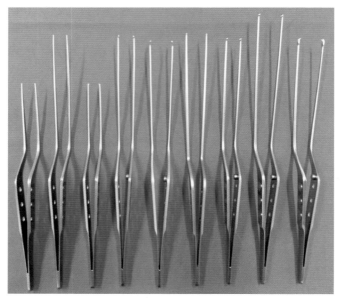

图 2-8 神经外科颅底手术显微器械。从左到右依次为：枪状显微尖镊短、长各 1 把，枪状显微牙镊，持瘤镊 2 把，取瘤镊 3 把，枪状显微二爪镊

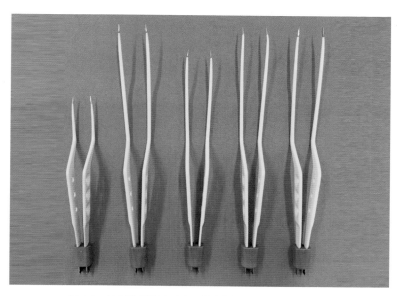

图 2-9 神经外科颅底手术显微器械。黄双极电凝镊 5 把

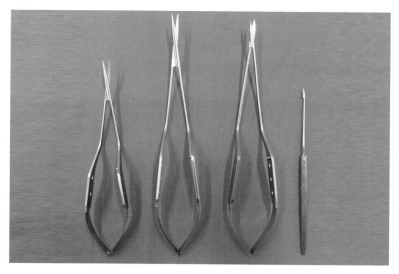

图 2-10 神经外科颅底手术显微器械。从左到右依次为：枪状显微直剪 2 把，枪状显微弯剪，显微钩刀

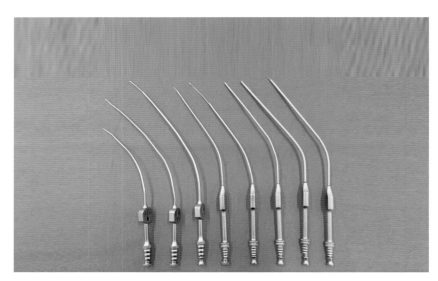

图 2-11　神经外科颅底手术显微器械。各型号显微吸引器

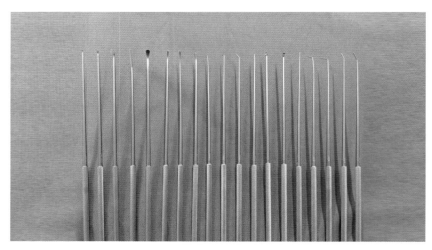

图 2-12　神经外科颅底手术显微器械。从左到右依次为：SAMI 刀 **3** 把，显微剥离子 **5** 把，神经钩 **3** 把，针状剥离子 **1** 把，显微刮匙 **2** 把，泪滴状剥离子 **1** 把，神经钩 **4** 把

神经血管减压手术显微器械及常用数量见表 2-5 和图 2-13。

表 2-5　神经血管减压手术显微器械列表

器械	数量	图 2-13 序号	器械	数量	图 2-13 序号
枪状尖镊	1	（1）	直角钩	4	（8）～（11）
双极电凝镊（黄）	2	（2）（3）	A 瘤针	2	（12）（13）
枪状显微直剪	1	（4）	SAMI 刀	1	（14）
枪状显微弯剪	1	（5）	吸引器	3	（15）～（17）
枪状显微弯针持	1	（6）	棉条板	1	（18）
枪状剥离子	1	（7）			

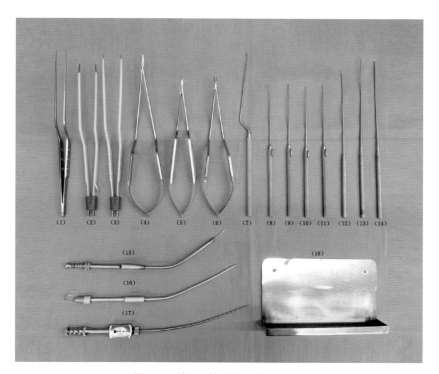

图 2-13　神经血管减压手术显微器械

神经外科脊柱手术显微器械及常用数量见表 2-6 和图 2-14。

表 2-6　神经外科脊柱手术显微器械列表

器械	数量	图 2-14 序号	器械	数量	图 2-14 序号
枪状尖镊	1	（1）	针持	2	（12）（13）
显微牙镊	1	（2）	剥离钩	1	（14）
取瘤镊	3	（3）～（5）	标本钳	2	（15）（16）
血管镊	1	（6）	吸引器	3	（17）～（19）
显微直剪	2	（7）（8）	棉条板	1	（20）
显微针持	3	（9）～（11）			

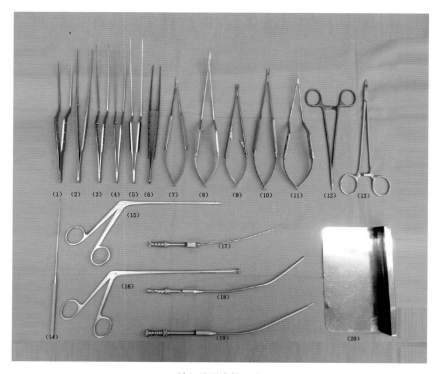

图 2-14　神经外科脊柱手术显微器械

　　神经外科髓内肿瘤手术显微器械及常用数量见表 2-7 和图 2-15。

表 2-7　神经外科髓内肿瘤手术器械列表

器械	数量	图 2-15 序号	器械	数量	图 2-15 序号
枪状尖镊	2	（1）（2）	显微弯针持	1	（9）
显微尖镊	1	（3）	动脉瘤针	1	（10）
取瘤镊	1	（4）	剥离子	3	（11）～（13）
双极电凝镊（黄）	2	（5）（6）	剥离钩	4	（14）～（17）
显微直剪	1	（7）	吸引器	5	（18）～（22）
显微弯剪	1	（8）			

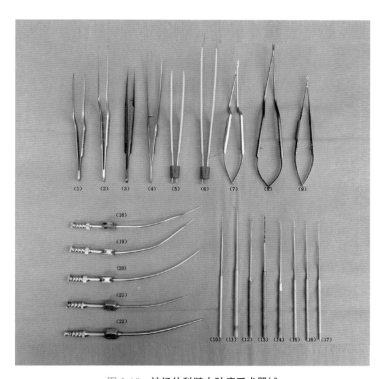

图 2-15　神经外科髓内肿瘤手术器械

神经外科血管手术显微器械及常用数量见表 2-8 和图 2-16。

表 2-8　神经外科血管手术显微器械列表

器械	数量	图 2-8 序号	器械	数量	图 2-8 序号
枪状尖镊	3	（1）～（3）	神经钩	1	（15）
枪状牙镊	1	（4）	动脉瘤针	1	（16）
取瘤镊	1	（5）	银剥离子	1	（17）
双极电凝镊（黑）	1	（6）	蛛网膜刀	1	（18）
双极电凝镊（黄）	3	（7）～（9）	吸引器	1	（19）
显微直剪	3	（10）～（12）	吸引器芯	2	（20）（21）
枪状显微针持	2	（13）（14）	吸引器接头	14	（22）～（35）
			棉条板	1	（36）

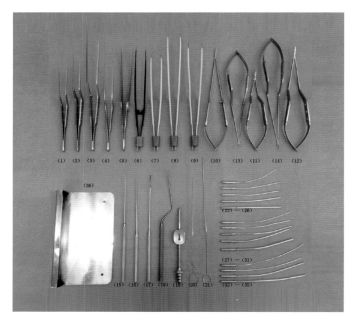

图2-16　神经外科血管手术显微器械

脑血管搭桥手术显微器械及常用数量见表 2-9 和图 2-17。

表 2-9　脑血管搭桥手术显微器械列表

器械	数量	图 2-17 序号	器械	数量	图 2-17 序号
牙镊	1	（1）	显微针持	1	（8）
显微尖镊	2	（2）（3）	弯蚊式	2	（9）（10）
双极电凝镊	2	（4）（5）	小钩	4	（11）～（14）
显微直剪	1	（6）	动脉瘤夹子	6	（15）～（20）
显微弯剪	1	（7）	吸引器	1	（21）

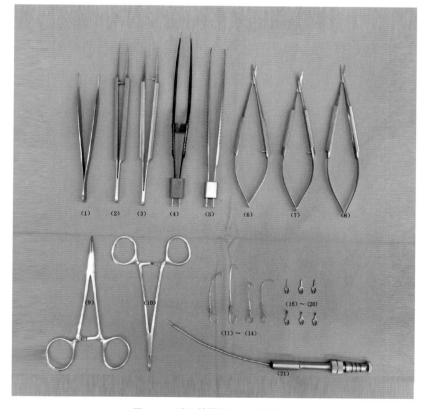

图 2-17　脑血管搭桥手术显微器械

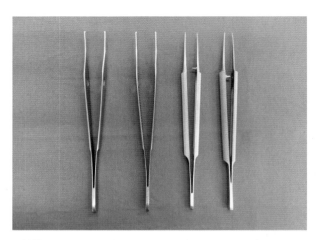

图 2-18　脑血管搭桥手术显微器械。从左到右依次为：爱迪生牙镊 2 把，显微尖镊 2 把

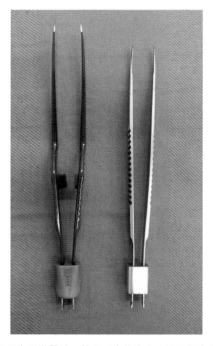

图 2-19　脑血管搭桥手术显微器械。从左到右依次为：黑双极电凝镊，银双极电凝镊

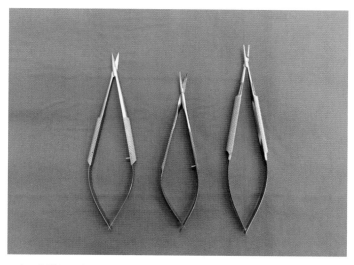

图 2-20 脑血管搭桥手术显微器械。从左到右依次为：显微直剪，显微弯剪，显微直针持

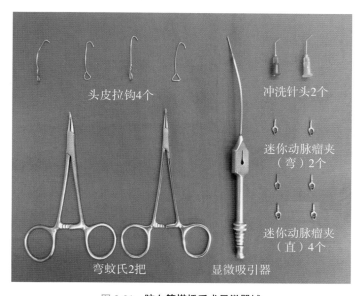

头皮拉钩4个

冲洗针头2个

迷你动脉瘤夹
（弯）2个

迷你动脉瘤夹
（直）4个

弯蚊氏2把

显微吸引器

图 2-21 脑血管搭桥手术显微器械

颈动脉内膜剥脱手术显微器械及常用数量见表 2-10 和图 2-22。

表 2-10　颈动脉内膜剥脱手术显微器械列表

器械	数量	图 2-22 序号	器械	数量	图 2-22 序号
尖镊	1	（1）	剥离子	1	（15）
牙镊	1	（2）	牵开器	1	（16）
显微圈镊	2	（3）（4）	A 瘤夹子	6	（17）～（22）
血管镊	2	（5）（6）	阻断夹	6	（23）～（28）
显微弯剪	2	（7）（8）	阻断钳	4	（29）～（32）
30°剪刀	1	（9）	吸引器	1	（33）
60°剪刀	1	（10）	玻璃接头	2	/
薄剪刀	1	（11）	急包	1	/
显微弯针持	1	（12）	带线纱布	3	/
直角钳	2	（13）（14）	白线绳	2	/

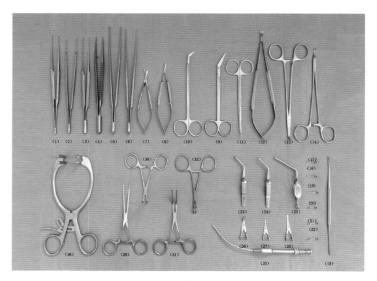

图2-22　颈动脉内膜剥脱手术显微器械

颈动脉内膜剥脱显微器械细节见图 2-23 至图 2-26。

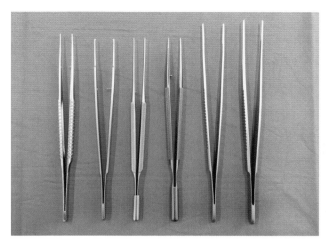

图2-23　颈动脉内膜剥脱手术显微器械。从左到右依次为：显微尖镊1把，显微牙镊1把，显微圈镊2把，无创血管镊2把

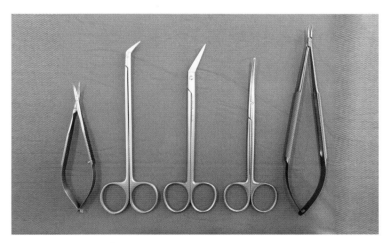

图2-24　颈动脉内膜剥脱手术显微器械。从左到右依次为：显微弯剪，60°剪刀，30°剪刀，精细剪刀，显微弯针持

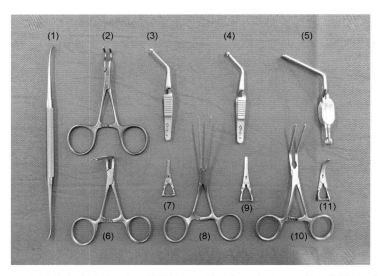

图2-25　颈动脉内膜剥脱手术显微器械。显微剥离子（1），血管阻断钳4把（2）（6）（8）（10），血管阻断夹6个（3）（4）（5）（7）（9）（10）

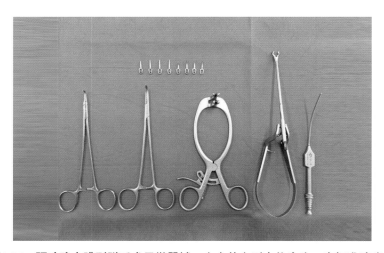

图2-26　颈动脉内膜剥脱手术显微器械。上方从左到右依次为：直标准动脉瘤夹子4个，弯标准动脉瘤夹子4个；下方从左到右依次为：直角钳2把，牵开器1把，动脉瘤夹钳1把，显微吸引器1把

第三节　特殊器械

一、头架

头架的主要作用为固定头部位置，便于显微操作（图 2-27）。

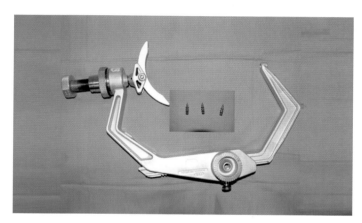

图2-27　**MAYFIELD三钉头架**

二、脑压板

根据手术需要选择宽窄，脑压板材质不能过硬，要易于弯曲并有一定韧性，边缘光滑，防止划伤脑组织，最好有亚光涂层以避免反射（图 2-28）。

三、镊子

分为尖镊子、枪状尖镊、脑膜镊（前端为齿状）（图 2-29）。

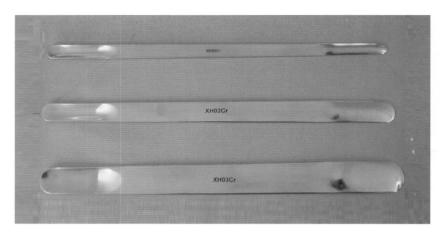

图2-28 各型号脑压板

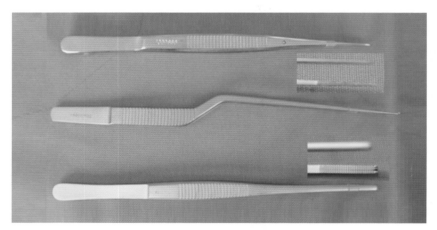

图 2-29 镊子（从上到下：尖镊子、枪状尖镊、脑膜镊）

四、线锯拉钩、线锯导板及线锯

在没有铣刀的条件下配套使用，用于打开颅骨。使用前要检查线锯导板钩是否牢固（图 2-30）。

五、枪状（椎板）咬骨钳

脊柱脊髓后颅窝手术用（图 2-31）。

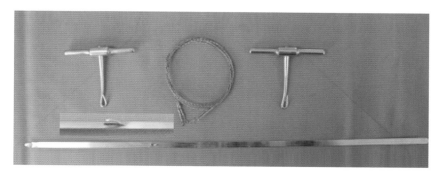

图2-30 线锯拉钩、线锯导板及线锯

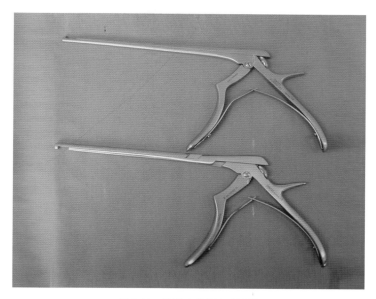

图 2-31 枪状（椎板）咬骨钳

六、单钩（牛角）牵开器

用于脊柱手术，牵开肌肉暴露术野（图2-32）。

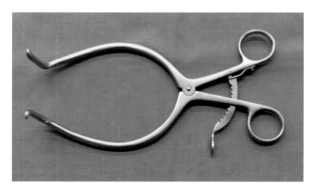

图 2-32　单钩（牛角）牵开器

七、半椎板牵开器

用于单侧椎板切开，暴露术野，见图2-33。

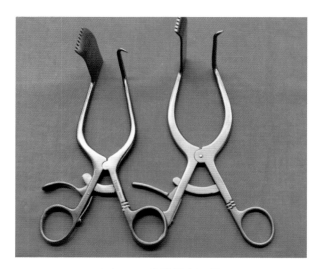

图2-33　半椎板牵开器

八、双极电凝镊

双极电凝镊是神经外科不可缺少的止血工具（图 2-34，图 2-35）。功能：其电凝作用产生在镊子两端之间，对周围组织没有损伤。功率：用于不同的解剖部位，其功率的选择也有所不同，面板上可以设置快捷键。

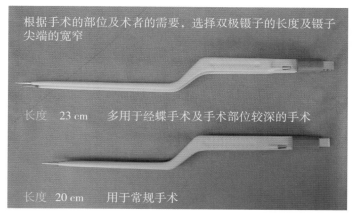

根据手术的部位及术者的需要，选择双极镊子的长度及镊子尖端的宽窄

长度　23 cm　多用于经蝶手术及手术部位较深的手术

长度　20 cm　用于常规手术

图2-34　双极电凝镊（黄）整体观

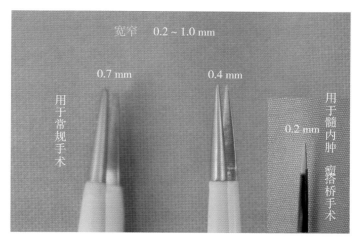

宽窄　0.2～1.0 mm

0.7 mm

0.4 mm

0.2 mm

用于常规手术

用于髓内肿瘤桥脑手术

图2-35　双极电凝镊（黄、黑）尖端

　　双极电凝镊（图2-36）的使用注意事项：镊子尖端镀有一层稀有金属，在使用中不要用锐利的器械清除尖端的血痂，可用盐水纱布擦拭，术中不能随便乱戳放，清洗时要单独清洗，防止镊子尖端咬合不好。

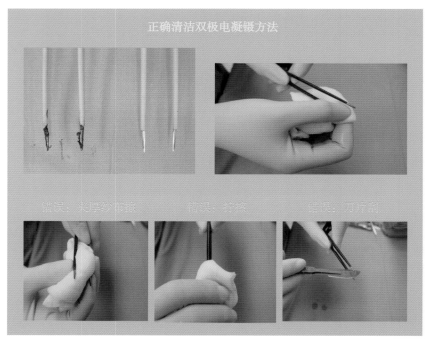

图2-36　双极电凝镊的正确清洁

九、银夹钳

　　用于脊髓内肿瘤手术，固定蛛网膜与硬脊膜，起到暴露术野的目的。凹槽内要保持干净无血迹，上银夹时银夹钳要垂直于银台，传递时动作要轻柔，以免银夹脱落（图2-37，图2-38）。

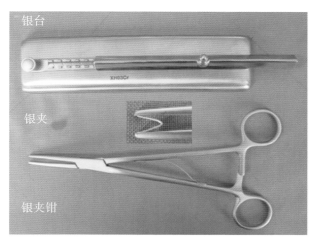

图2-37 银夹台、银夹、银夹钳

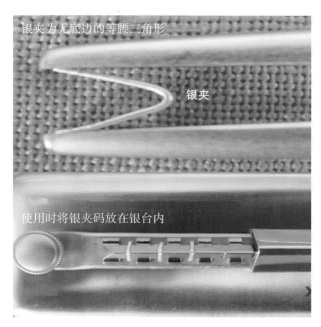

图2-38 银夹钳尖端、银夹台内部观

十、标本钳

杯状、显微标本钳见图 2-39，图 2-40。

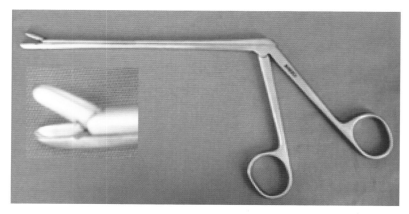

图2-39　杯状标本钳

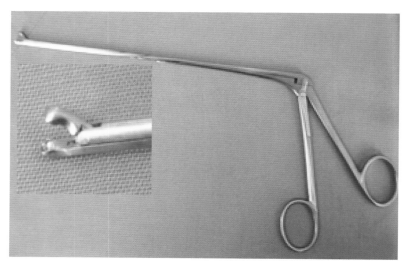

图2-40　显微标本钳

十一、软轴牵开器

软轴牵开器分为 4 种：

1. 固定在头架上或颅骨上均可（图 2-41）
2. 固定在手术床上（图 2-42）

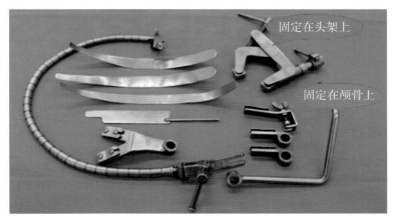

图2-41 **软轴牵开器一（固定在头架上或颅骨上）**

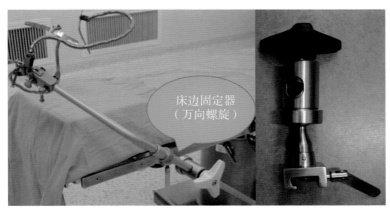

图2-42 **软轴牵开器二（固定在手术床上）**

3．反固定在颅骨上（图 2-43）

4．固定在牵开器上（图 2-44）

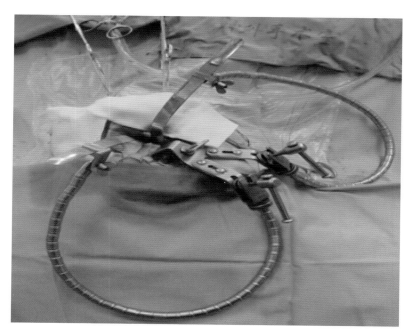

图2-43　软轴牵开器三（固定在颅骨上）

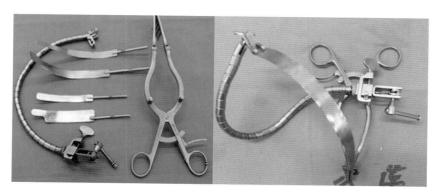

图2-44　软轴牵开器（固定在牵开器上）

十二、标准动脉瘤夹子与夹钳

标准动脉瘤夹钳用于夹持标准动脉瘤夹子，取夹钳用于术中动脉瘤夹子的取除（图2-45）。多应用于颅内动脉瘤夹闭术、颈动脉内膜剥脱术等。

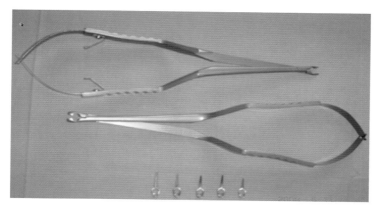

图2-45 标准动脉瘤夹子、夹钳及取夹钳（蛇牌）

十三、迷你动脉瘤夹子和夹钳

迷你动脉瘤夹钳用于夹持迷你动脉瘤夹子（图2-46），多用于颅内血管搭桥术，脑、脊髓血管畸形切除术。

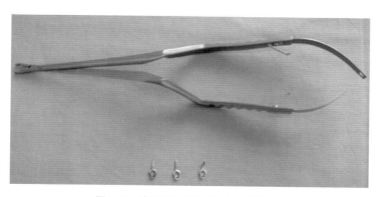

图 2-46 迷你动脉瘤夹子和夹钳（蛇牌）

十四、AVM 夹子和夹钳

AVM夹钳用于夹持AVM夹子（图2-47）。多用于脊髓血管畸形切除术。

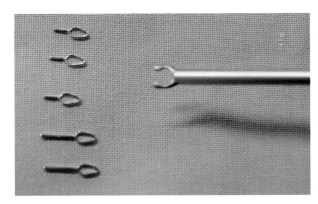

图 2-47 **AVM 夹子和夹钳（蛇牌）**

十五、激光刀及各型号刀头

激光刀套件（图2-48）：由激光刀主线和各型号激光刀刀头组成（2-49）。

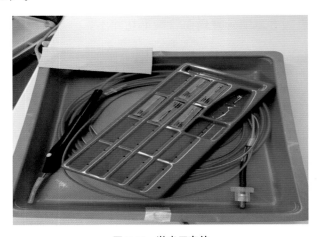

图 2-48 **激光刀套件**

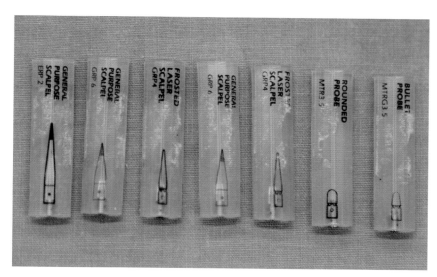

图 2-49 各型号激光刀刀头

十六、超声震动吸引刀（CUSA）

超声震动吸引刀（CUSA）（图2-50）由CUSA手柄和CUSA连接管组成。

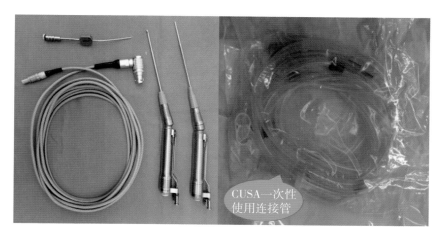

图 2-50 超声震动吸引刀及一次性使用的连接管

十七、动力系统

1. 美敦力动力系统（图 2-51）及其动力手柄（图 2-52）。

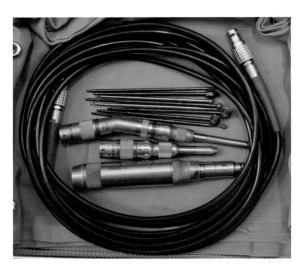

图 2-51　美敦力动力系统

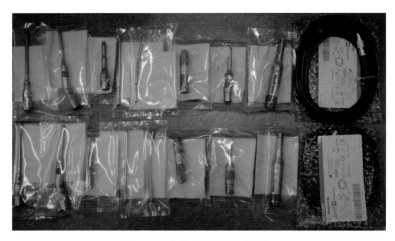

图 2-52　美敦力各型号动力手柄

2. 蛇牌 UNI 动力系统（图 2-53）

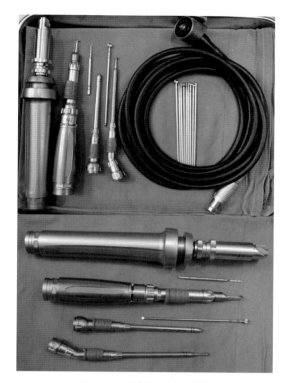

图 2-53 蛇牌 UNI 动力系统

第四节 器械管理

器械管理包括器械清洗、清洗后的器械检查和器械保养。

一、器械清洗

器械清洗是指去除医疗器械、器具和物品上污物的全过程，还包括器械的交接与核对。

其清洗方式包括：

- 机械清洗：适用于大部分常规器械的清洗。
- 手工清洗：适用于精密、复杂器械的清洗和有机物污染较重器械的初步处理。
- 超声波清洗：适用于手工难以清洗干净、管腔类的器械等。

1. 清洗区域人员防护着装要求（图2-54）

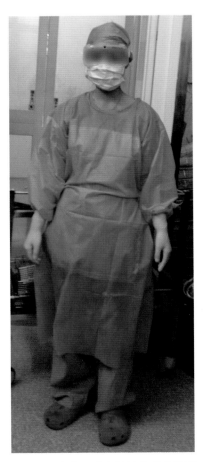

图2-54　清洗区域人员防护着装要求

（1）器械清点区域

应使用：圆帽、口罩、隔离衣（防水围裙）、专用鞋。

可使用：护目镜（面罩）。

（2）手工清洗区域

应使用：圆帽、口罩、隔离衣（防水围裙）、专用鞋、护目镜（面罩）。

2．器械的清洗流程

（1）清洗前接收与核对

1）送还人与接收人双方按器械纸卡顺序清点器械名称、种类、数量。

2）双方共同检查器械的完好度、洁净度、灵活度、锐利度等（图2-55）。

3）送还人填写器械交接记录本（日期、时间、手术间、科室类别、器械名称），双方签字确认。

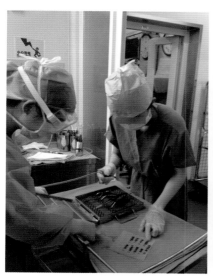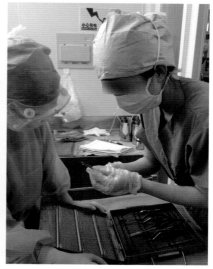

图2-55　双人共同清点核对

显微器械的重点检查部位见图 2-56。

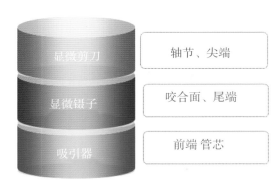

显微剪刀	轴节、尖端
显微镊子	咬合面、尾端
吸引器	前端 管芯

图2-56　显微器械的重点部位检查

（2）清洗流程

1）清洗

使用流动水去除器械、器具和物品表面污物：

①检查器械，将所有可拆分部分拆开，轴节打开（图 2-57）。

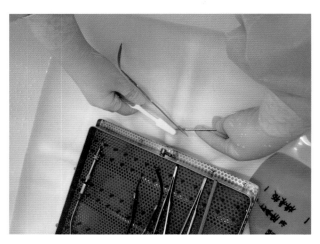

图2-57　打开器械轴节清洗

②流动水清洗器械外表面，专用软刷刷洗，刷洗方向——顺纹理，纵向。

③管腔器械专用毛刷刷洗管腔内壁，并用高压水枪冲洗（图2-58）。

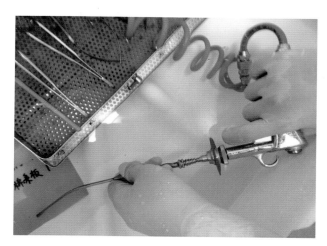

图2-58　高压水枪冲洗管腔类器械

【重点提示】

精密器械清洗时要用手托住轻轻刷洗。

2）酶洗（图2-59）

①清洗器内注入洗涤用水（酶液），水温低于45℃；

②器械均匀整齐地码放在小密筐中，再放入超声机内专用清洗篮，器械要浸没在水面下，腔内注满水；

③超声波加酶清洗时间宜控制在3～5分钟，不应超过10分钟。

【重点提示】

极精细类及尖锐器械不能使用超声波清洗，需在酶液中浸泡2分钟。

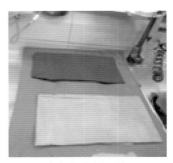

1. 治疗巾分割区域

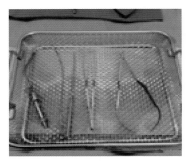

2. 器械分开放置不互相碰撞

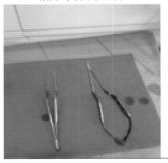

3. 锋利器械不能超声清洗

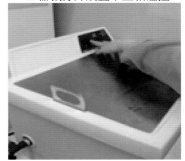

4. 洗涤过程要密闭防止气溶胶

图2-59　酶洗图

3）手工脱酶 / 清洗机清洗（图 2-60）

①器械在纯化水下冲洗脱酶；

②管腔类用高压水枪冲洗内壁；

③基础器械不用脱酶清洗直接送入清洗机清洗。

【重点提示】

脱酶清洗和清洗机清洗都需要将器械的各轴节打开，管腔类器械内腔要用水枪冲洗干净或放入清洗机专用架上清洗。

4）润滑

将器械放在小密筐中浸入水溶性润滑剂浸泡 1 分钟后取出。

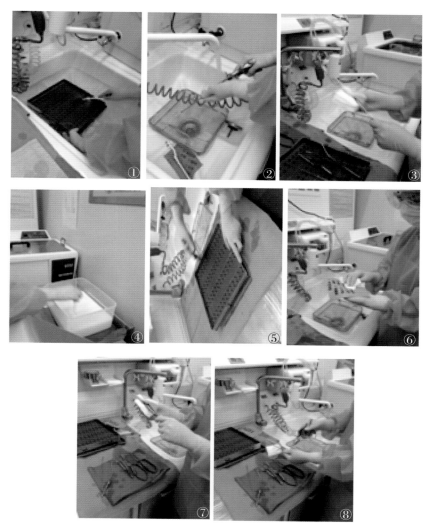

图2-60 器械手工脱酶清洗和润滑、干燥流程

【重点提示】
精密器械轴节部位可使用喷雾型器械润滑剂保养。

5）干燥

①用布擦干器械表面；

②器械平置于干燥台，用高压气枪吹干；

③送入清洗机的器械，清洗机自带干燥功能。

【重点提示】

轻按住器械进行吹干，防止气枪喷气力度过大导致器械碰撞或损坏。

二、清洗后的器械检查

1．扣紧器械锁扣，检查器械清洗质量

• 清洗后的器械应光洁，无残留物质，无血渍、污渍和水垢；

• 器械表面包括关节、齿牙等处不得有锈斑；

• 不合格器械应退回重新清洗。

2．器械功能检查

• 器械功能的完好性、灵活性、咬合性等；

• 刀刃器械、穿刺针的锋利度等。

三、器械保养

1．避免器械生锈的方法：

• 尽早清洗：避免有机物干涸；

• 多酶清洗：保证清洗的彻底性；

• 防锈处理：做好润滑保养；

• 水质控制：减少矿物质沉淀。

2．器械的保护（图2-61）

对于精细的器械应在不影响器械功能的前提下加装合适的硅胶保护套以保护器械。如：精细的尖镊子，应保证镊子前端自然张开，选用合适粗细的硅胶保护套"U"套在镊子尖端。

3．器械的码放

将器械整齐码放在基础器械筐或者显微器械盒内，按卡片顺序核对器械名称、种类、数量并码放。

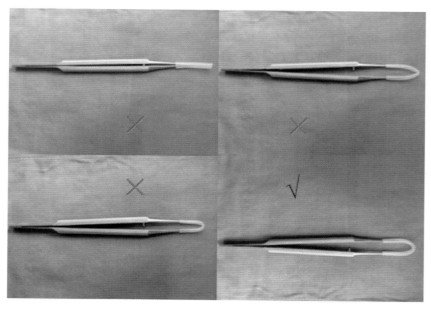

图2-61 精细镊子加装硅胶保护套

第三章 神经外科常用仪器设备

第一节 仪器设备介绍

一、超声震动吸引刀

超声吸引装置，即超声震动吸引刀，通常均称作"CUSA"（Cavitron Ultrasonic Surgical Aspirator）。目前笔者所在医院使用的超声震动吸引刀为德国 Sonoca 300 型（图 3-1）。美国于 1967 年首次将超声吸引探头运用于白内障摘除手术。目前，超声吸引装置已经广泛地运用于大部分外科手术，包括：肝胆胰手术、胸科手术、神经外科手术、消化道手术、泌尿科手术、骨科手术、妇产科手术、整型手术等。

（一）原理

超声外科手术中应用超声器械将纵向的超声能量传递给组织，

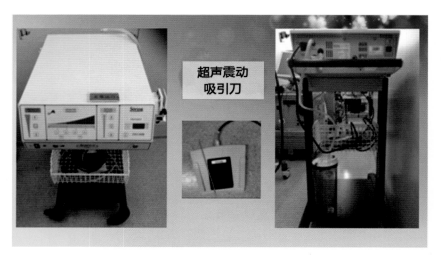

图3-1 德国Sonoca 300型超声震动吸引刀

利用不同组织对超声的作用不同进行切割、止血及精细分离。主要机制是瞬时冲击加速度、微声流及声空化。

超声震动吸引刀在破坏和吸除高含水量的组织细胞的同时，可以使弹性较大的高胶原含量组织完好无损，从而使手术在安全、少出血或无出血条件下进行。

1．声空化作用

在液化的生物组织中，会充入许多微气泡（空化核），这些空化核在强大超声作用下被激活，或进行持续地非线性振荡，或扩大而后迅速被压缩至崩溃，即发生空化过程。空化过程伴随发生的切向力、局部高温高压、冲击波反射流等，都可以破坏组织，完成切割任务。

2．瞬时冲击加速度

质点加速度为机械振动作用于活体生物组织时，被作用的部位即可迅速被切开，而不会伤到其周围的组织，从而可达到切割目的。

3．微声流作用

超声外科工作站在切割人体组织时很容易使组织液化，液化的原因之一是超声振动使组织变成均浆，其次是刀头切割时升温会使组织中的脂肪溢出。液化组织在刀头振动产生的单向力（非线性效应）作用下，可在刀头附近形成微声流，微声流伴生的切应力使组织细胞遭到破坏。刀头的形状不同，可产生形式不同的微声流。

（二）临床应用

- 在切割肝组织时，只把肝组织细胞粉碎吸除，而使其中的血管、胆管等保存完好，因而可做到不出血。
- 在切割脑组织时，只把脑组织细胞粉碎吸除，而使其中的血管、神经纤维等保存完好，因而做到不出血。
- 切除包含荚膜的肿瘤时，只粉碎与吸除肿瘤组织，而荚膜却保持完好，但它变得松弛，极易与周围组织分离等。

（三）神经外科手术面板功能调节原则

神经外科手术：在做较硬的肿瘤，如脑膜瘤时，在开始较安全的地方可以把功率给到100%；但在做较深和重要的区域时，一定要降低功率。

- 滴水量调节原则：滴水量不可关闭，也不可过大，通常控制为 2 ～ 10 ml/min。
- 吸引量调节原则：要与功率成正比，不要差别太大，如功率大吸引小，会导致吸引不够，视野不清；功率小吸引大，会吸断细小血管。

（四）CUSA操作流程

1. 连接电源及脚踏开关；连接负压吸引装置，挂吸引瓶；在冲洗杆上挂一袋 500 ml 的生理盐水。

2. 连接器械护士递过来的管路：

（1）将冲洗管后端（滴壶）插入生理盐水中。

（2）将冲洗管的硅胶段夹入蠕动泵中，按压固定夹将蠕动泵两侧黑色卡子卡紧，以防止管路滑动（图 3-2）。

（3）将一次性管吸引管路一端连接负压吸引装置。

（4）将手柄连线与机器接口红点对红点连接。

3. 检查所有连接管路无误后，打开机器电源，待机器自检完成，"OK"灯亮，表示机器正常，可以使用（图 3-3）。

4. 手术开始前，按冲洗区的"Filling hose"快速冲洗键，将冲洗管路充满生理盐水，至手柄头端滴水为止。

5. 根据手术需要，在控制面板上调节功率、吸引量和冲洗速度（图 3-4）。

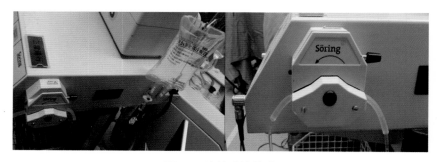

图3-2　连接冲洗管路

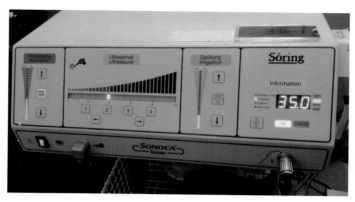

图3-3　超声震功吸引刀正常使用状态

6．使用完毕后，拆除手柄与连接线，使用一次性管路时应先关闭机器电源，再拆除。清洁整理主机，收好电源线及脚踏。

（五）注意事项

1．手柄

（1）连接手柄与连接线时应检查接口，确保干燥，避免短路。

（2）工作时，手柄前端禁止与金属等坚硬物品接触，严禁摔碰或挤压。

（3）手柄与连接线可用高温高压蒸汽、环氧乙烷灭菌或过氧化氢低温等离子灭菌，最好采用单一灭菌方式。严禁浸泡灭菌。

（4）定期请厂家维护保养，确保手柄安全有效使用。

2．一次性连接管

（1）为利于观察术中滴水情况，与生理盐水连接的滴壶应保持一半水量。

（2）确保滴水管与蠕动泵方向正确（图 3-5）。

（3）如"ERROR"灯亮需记录显示屏的代码，并做相应处理：

1）更换手柄，如更换手柄后可正常工作，说明手柄故障。

2）更换手柄连接线，如更换手柄连接线后可正常工作，说明手柄连接线故障。

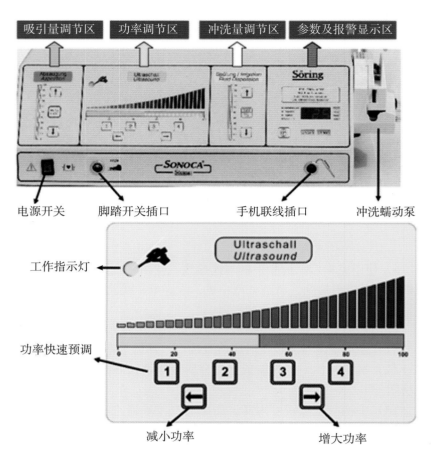

图3-4　超声震动吸引刀控制面板图示

3）如"OK"灯亮，需检查脚踏开关是否有问题。

（4）使用时无滴水：

1）检查滴水控制面板的滴水量是否被调为零。

2）如连接的是瓶装生理盐水，注意滴壶排气孔是否被打开。

3）检查管路是否连接正确：检查控制滴水量的蠕动泵是否安装正确，是否夹好较粗的硅胶处，有无卡死管路。

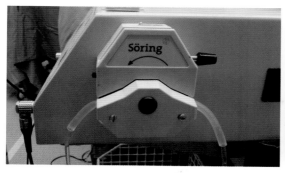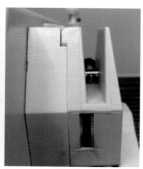

图3-5 按照箭头方向连接管路

（5）使用时无吸引：

1）检查吸引控制面板的开关键是否被关掉，并检查吸引量的数值。

2）拔下真空软管与吸引瓶的连接，排除机器吸引泵故障。

3）拔下吸引管与吸引瓶的连接，排除吸引瓶故障。

4）拧下台上吸引管与手柄相连处，用吸引管吸台上生理盐水，排除吸引管故障。

5）如以上均无问题，需联系厂家维护，可能是手柄里的吸引管堵塞。

二、激光刀

激光刀（图3-6）是用激光代替手术刀进行手术的医疗装置。激光有单一方向性，能量密度高，可利用其热效应、光效应和电磁效应等切割身体组织。它是通过可以自由弯曲的玻璃纤维或塑料纤维传输，在它端部透镜的聚焦作用下，变成直径只有几埃的"尖锐"光束。这样的"刀"所到之处，不管是皮肤、肌肉，还是骨头都会迎刃而解。常用的有二氧化碳激光刀、氩激光刀。

（一）激光刀的优点

1．精确高。激光具有单色性好、方向性好、相干性好等特点，

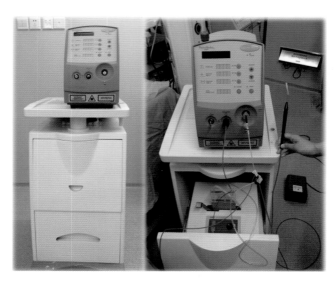

图3-6　激光刀

注定其精确性高，激光可以封闭 0.5 mm 直径的小血管，且术中热范围组织损伤小于 0.2 mm。

2．快速锐利。激光的高亮度特点使得其能量突然释放，产生亿度高温，能快速切割组织和炭化、气化肿瘤。

3．激光对生物组织有热凝固效应，止血止痛。如封闭神经末梢，减轻术中、术后疼痛；封闭淋巴管，减少术后水肿。

4．减少手术感染。生物大分子在吸收激光能量后发生化学反应，引起生物组织发生变化。

5．不产生磁场。故不刺激神经组织及肌肉，不干扰电生理监测，无肌肉痉挛。

（二）激光刀各部分概览图

见图 3-7。

（三）激光刀操作流程

1. 器械护士操作流程

（1）检查激光刀手柄及各个连接线的完整性，刀头的个数清点

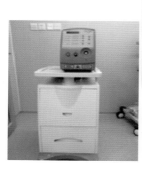
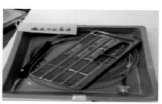
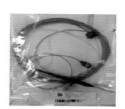
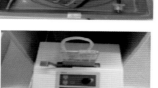
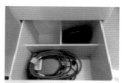

图3-7　激光刀各部分概览图

清楚。

（2）将需要与主机相连的接头，递给巡回护士，注意无菌。

（3）根据手术医生的需要来连接手术所需刀头。上刀头时应带着硅胶保护壳于无菌台上轻巧上，避免暴力及掉落；上好后拆掉硅胶保护壳，递给术者使用。

（4）手术使用过程中及时清理刀头，保持清洁。若需要更换刀头时，需先将之前的硅胶保护壳套上后拆卸更换，切勿徒手操作。

（5）手术结束后，小心整理手柄及光纤线，盘线直径不小于10 cm，避免折断。清点刀头数，无遗留及丢失。

2．巡回护士操作流程

见图 3-8。

（1）检查仪器配件是否齐全，功能是否正常运行。

（2）分别插上主机和冷却系统的电源插头，打开电源开关，确定脚踏开关以接妥，并置于手术医生所需位置。

（3）插入钥匙，打开开关，主机即刻启动并热机约 30 s。

（4）在冷却系统上安装气体盒并打开开关。

（5）将光纤分别连接至主机和冷却系统上（图 3-9）。

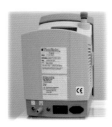
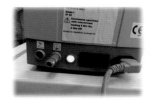
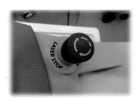

EMERGENCY LASER STOP
紧急激光终止器

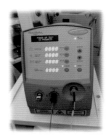
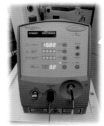
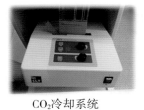

CO_2冷却系统

图3-8　激光刀使用图示

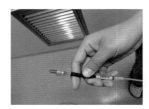
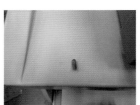
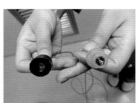

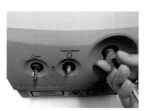
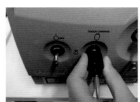
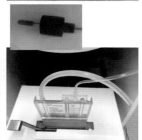

图3-9　激光刀连接步骤图

　　a．白色插头与主机激光发射窗口连接（主机右下角）。

　　b．黑色插头与主机对应插空连接（中间）。

　　c．白色透明小塑料管插在气体的出口。

　　（6）调节冷却系统（图 3-10）

　　a．按下冷却系统上的 Air 键。

　　b．旋转流速调节钮，冷却盒流速调至 1.0 L/min。

　　（7）调节激光刀控制台（图 3-11）

　　例如：（调节功率）按下功率"SET"键，再按调节所需功率，再按功率"SET"键，功率设定完毕。

　　（8）手术需要使用的刀头安装好后，按下"READY"键准备手术，按下脚踏 / 手控开关，即开始手术（图 3-12）。

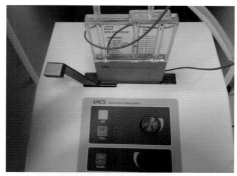

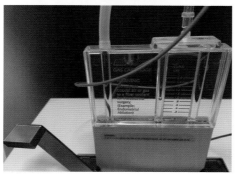

图3-10　冷却系统的安装调节

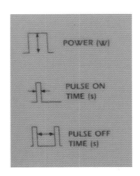

a. 功率

b. 脉冲做工状态时间

c. 脉冲释放状态时间

图3-11 控制面板图解

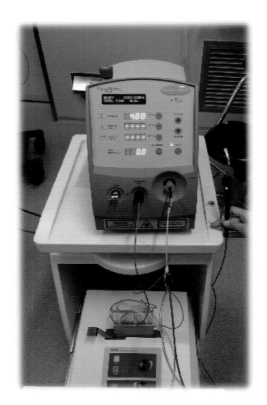

图3-12 激光刀头激发图示

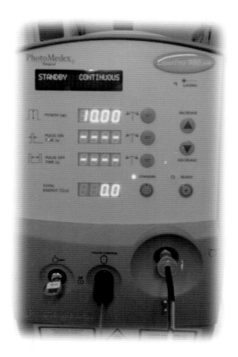

图3-13　激光刀"STANDBY"状态

（9）手术结束使用时，按下"STANDBY"键，关闭钥匙开关，关闭冷却系统（图3-13）。

（10）卸下刀头、光纤、气体盒、并将钥匙存放于安全处。

（11）收回脚踏开关，拔掉主机和冷却系统的电源线插头，整理仪器并置于安全固定位置。

连接完成开机。

注意：

a．术中如需调节功率，必须松开脚踏／手控开关，调节后，再按下"READY"键继续手术。

b．术中停止使用时，按下"STANDBY"键；再次使用时，按下"READY"键。

（四）注意事项

1．不必将刀头上的所有焦化物都去掉，避免损坏刀头。

2．不能使用研磨垫或清洁剂。

3．不能用过氧化氢或戊二醛清洁刀头。

4．不能将光纤和手柄浸入液体中。

5．清洁手柄时，当心液体不要进入手柄。

6．清洁后，检查刀头的冷却剂出口，确定出口无组织碎片。

（五）光纤及刀头的清洁和消毒

1．清洁

（1）刀头和光纤手柄上的组织碎片和血迹可用蘸有无菌水的纱布擦去。

（2）清洁刀头时，用纱布蘸取台上无菌水，围绕刀头轻轻地循环转动，擦去粘着的组织碎片或血液。

（3）必要时，先把刀头浸泡在台上无菌生理盐水中10 ~ 20分钟后再清洁。

2．消毒　机器生产厂家建议采用低温等离子消毒灭菌法进行消毒。

第二节　仪器设备管理

现代化手术室为临床手术及为患者的抢救提供了可靠的保障，同时也是医学教学和科研的重要基地。随着医疗技术和工程技术的不断发展，现代化的仪器、设备和设施不断引入手术室。

由于现代化手术设备使用越来越广，设备精细化，自动化程度越来越高，高故障发生率会直接影响手术效果，因此有效的手术室设备管理对于医疗诊治至关重要。

一、完善的手术室仪器设备管理制度

1．管理人员的组成　由后勤护士长主管，仪器设备管理员、首席护士、医工处相关仪器设备管理员组成管理网络。对科室内专科和贵重仪器设备负责，承担对设备的维护、使用及保养的责任。安排专职工程师承担设备培训、考核及维修的职责。

2．仪器设备的管理

（1）建账登记制度。手术设备建立明细账目，登记造册，定期清点核对。

（2）使用管理：①手术设备使用人员必须经过操作培训，且通过设备管理部门考核合格后方可操作相应设备。②参照设备生产厂家提供的说明并结合科室使用特点，制订科学、规范的操作流程并严格执行。③使用人员必须及时记录贵重仪器设备的使用情况，包括使用人员、使用时间、设备状况以及故障情况等。④护士长密切关注设备使用率情况，记录使用工作量，并报告医工处，两者共同做好设备效益分析，最大限度地发挥设备用途，资源共享，降低成本，避免其闲置，造成浪费。

（3）安全管理：①仪器设备启用前必须制订和让使用者熟知使用规程。②手术前检查设备是否处于良好备用状态。③手术时注意巡视，动态观察使用状态，尤其注意各类报警信息，如有问题应及时处理，确保设备使用安全。④手术后及时关闭相应电源。⑤设备发生故障时，应立即联系相关人员，巡回护士上报仪器设备管理员-医工处设备管理员-厂家技术人员，进行维修或保养，严禁擅自拆卸及维修。⑥严格外请专家、厂家及试用等各类外来医疗仪器设备的准入管理，一律经医工处备案，履行相关手续后方可进入手术室试用，期间密切观察使用动态，如遇异常及时上报。⑦定期巡查仪器设备的使用情况，正常使用时要求设备悬挂绿色"正常运行"标识牌；发生故障暂停使用时悬挂红色"停止使用"标识牌。

二、手术室设备的应用管理

1．管理网络　由手术设备管理负责人负责。

2．各项管理制度的落实　手术室护士全面支持、配合护士长的各项设备管理工作。做好各种器械、设备的日常使用及保养维护工作。

3．医工处协调各项工作　与厂家协调各种仪器设备的维修保养、操作培训、操作考核。定期进入手术室对仪器设备进行巡查。

4．专职工程师对仪器设备进行业务指导与技术支持。

5．杜绝人为原因导致的仪器设备故障。

（1）通过精细化管理在手术室仪器设备管理中的应用，提高手术室仪器设备的使用效率，降低故障发生率，保障手术顺利进行。

（2）建立手术室仪器设备培训、使用、考核档案，制订仪器设备操作卡，使用登记、保养和维修记录，保障仪器设备的完好率。

6．器械的管理

（1）日常管理

①接收

- 必须通过双人交接、登记并签字，逐件清点，仔细检查器械的功能和完好性。
- 由于神经外科手术时间较长，为防止血液及体液残留对器械的腐蚀，手术过程中需要对器械进行预处理，使用结束后可安排专人及时接收和运送，进行清洗。

②清洗

- 每份器械单独清洗，配备显微器械专用清洗密筐（带盖）。
- 手工清洗、超声机洗、干燥等过程中注意保护器械尖端和轴节类精密部位，特别尖锐和精密的器械禁止使用超声机清洗。
- 每份器械配套的器械盒、衬垫、保护帽等也要每用一次后清洗或更换，保证清洁度。

③检查

- 双人核查器械的清洁程度、功能和完好性，特殊位置和精密部位通过带光源放大镜仔细检查，尖锐部位和剪刀类刀刃可进行功能测试。

④打包

- 检查后将器械均匀、平稳、方向一致地放置在专用器械盒内，再进行打包。
- 打包过程中禁止翻转器械盒。

⑤灭菌

- 根据器械使用说明书建议的方式进行灭菌，首选高温高压灭菌方式灭菌。

⑥运送

- 器械运送过程中要轻拿轻放，避免翻转和摇晃器械盒。

⑦码放

- 显微器械分专区专架码放在无菌物品间，尽量单独码放，不可被重器械包叠压。

（2）特殊管理

①请领

- 由于器械价值昂贵、申领时间较长，器械管理专人需要通过与医生和神经外科负责人密切沟通，详细记录，填写请领单并签字后方可请领新器械。

②维修和更换

- 器械管理专人得到医生使用情况反馈或发现器械出现问题时，需要及时记录，联系送修或者更换，详细填写器械维修记录和更换记录并签字。
- 器械管理专人应定期联系专业人员对器械的功能和使用情况进行检查和保养，并记录。
- 器械管理专人负责分时段总结器械使用情况、维修情况，统计更换率、报损率等数据。

第四章　神经外科手术常用体位

第一节　仰卧位（仰卧头侧位）

1．常见手术

幕上肿瘤切除术、脑室-腹腔分流术（V-P）、颈间盘摘除术（前路）、颞浅-大脑中动脉搭桥术、颈动脉内膜剥脱术（CEA）、颅咽管瘤切除术、经鼻垂体瘤切除术、经鼻颅底肿瘤切除术。

2．摆放重点

骶尾部压疮预防、腓神经保护、下肢静脉血栓预防。

3．用物准备

头枕（图 4-1）、ACTION 床用胶垫（117 cm×53 cm）（图 4-2）、ACTION 胸枕（图 4-3）。

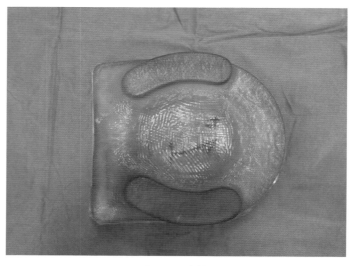

图4-1　头枕

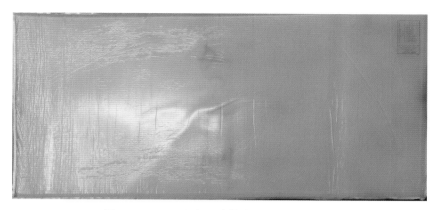

图4-2　**ACTION床用胶垫（117cm×53cm）**

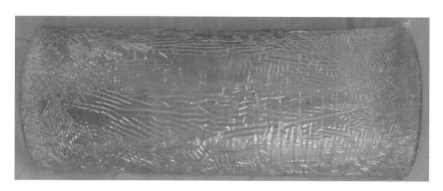

图4-3　**ACTION胸枕**

4．体位摆放

（1）普通仰卧位（图 4-4）

（2）内膜剥脱仰卧位（图 4-5）

（3）仰卧上头架（图 4-6）

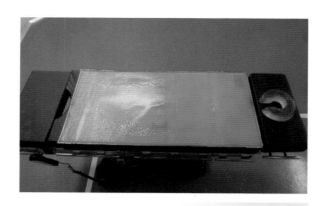

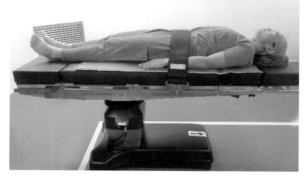

图4-4　普通仰卧位摆放图示

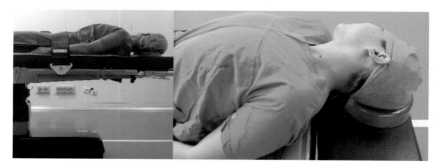

图4-5　内膜剥脱仰卧位摆放图示（局部整体垫高，头部放置头圈，使颈部充分暴露）

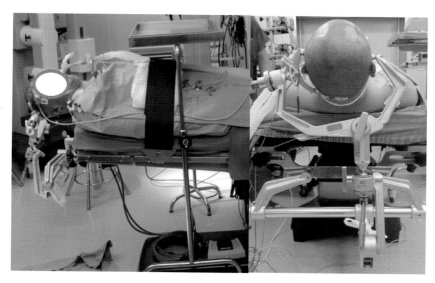

图4-6　仰卧位（头架固定患者头部）

第二节　俯卧位

1. 常见手术

椎管内肿瘤切除术、脊髓肿瘤切除术、硬脊膜动 - 静脉瘘切除术（SD-AVF）、脊髓动 - 静脉畸形切除术（AVM）、颈腰间盘摘除术（后路）、小脑扁桃体下疝切除术、小脑肿瘤切除术。

2. 摆放重点

预防眼睛受压、双髂脊部皮肤保护、双膝部皮肤保护、男患者阴茎保护、女患者乳房保护。

3. 用物准备（图 4-7）

俯卧位，垫 1 个，长枕 1 个，硅胶腋枕 1 个，硅胶俯卧位头枕1 个。

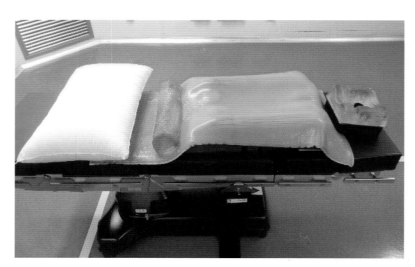

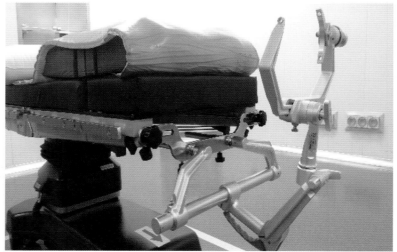

图4-7　俯卧位用物准备及摆放图示

4. 体位摆放

（1）胸腰椎手术（后入路）（图4-8）

（2）颈椎、后颅凹手术（后入路）（图4-9）

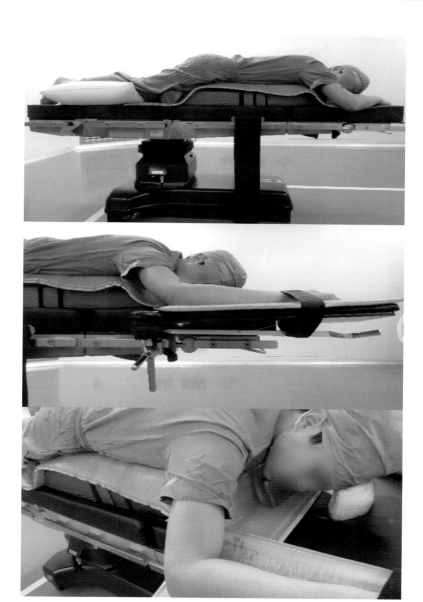

图4-8 胸腰椎手术（后入路）俯卧位摆放图示（注意保护患者的气管插管、眼、耳、下颌及前额部）。胸腰段手术、摆放俯卧位时，从上肢向前放置

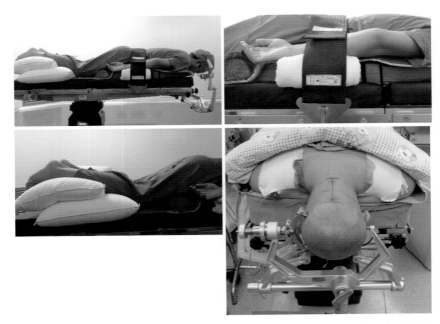

图4-9　颈椎、后颅凹手术（后入路）（头部用头架固定）。头颈部手术，摆放俯卧位时，双上肢应放置在身体两侧。

第三节　侧俯卧位

1. 常见手术

CPA 区脑肿瘤（听神经瘤、胆脂瘤、三叉神经鞘瘤等）切除术、幕下肿瘤切除术、神经血管减压术。

2. 摆放重点

髂嵴部压疮预防、臂丛神经保护、减轻气道压力、预防坠床。

3. 用物准备

楔形枕（图 4-10）、ACTION 床用胶垫（117 cm×53 cm）（图 4-11）、ACTION 梯形胸枕（图 4-12）、方枕（图 4-13）、长枕（图 4-14）、手托板（图 4-15）、约束带（图 4-16）。

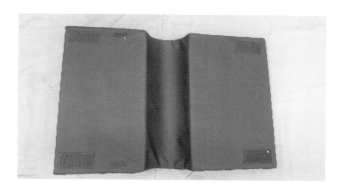

图4-10 楔形枕

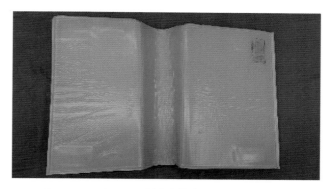

图4-11 ACTION床用胶垫（117cm×53cm）

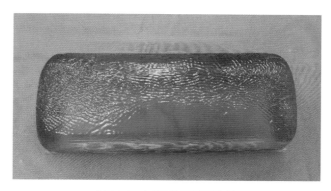

图4-12 ACTION梯形胸枕

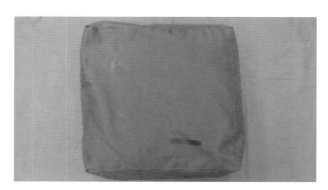

图4-13 方枕

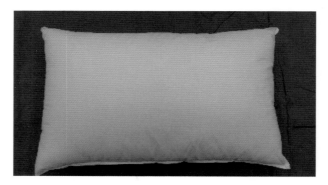

图4-14 长枕

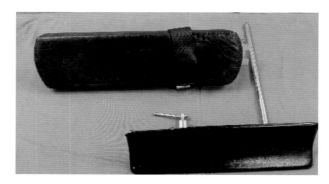

图4-15 手托板

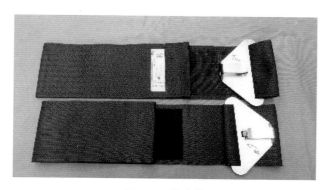

图4-16　约束带

4．体位摆放（图 4-17、图 4-18）

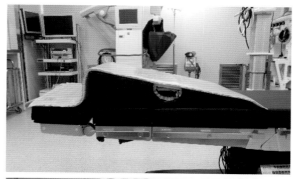

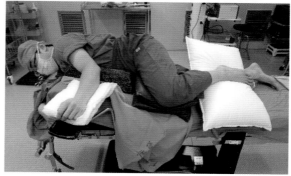

图4-17　侧俯卧位体位摆放图示

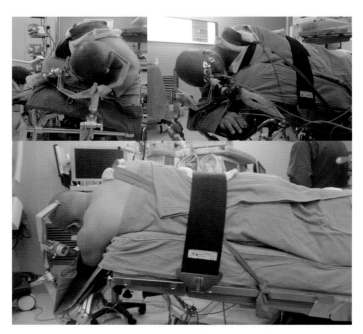

图4-18　侧俯卧位术中摆放图示

第四节　（半）坐位

1．常见手术

CPA 区脑肿瘤切除术（听神经瘤切除术常用体位），小脑、脑干肿瘤切除术、颈髓肿瘤切除术。

2．摆放重点

骶尾部压疮预防、腓神经保护、下肢静脉血栓预防、减轻气道压力、预防坠床。

3．用物准备（图 4-19）

硅胶腋枕 1 个，长枕 1 个，高手托 2 个，"龙门"架 1 个，头架底座 1 个。

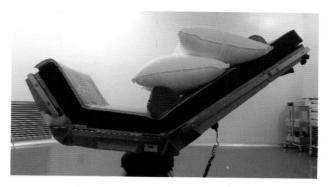

图4-19　（半）坐位用物准备及摆放图示

4. 体位摆放（图 4-20）

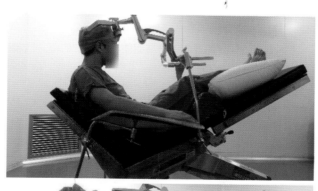

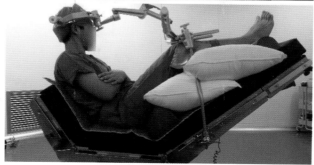

图4-20　（半）坐位摆放图示一

- 头架位置配有牵开器和手托时见图 4-21。
- 坐位体位改良：L-V-U（图 4-22）。

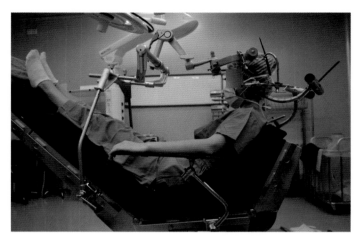

图4-21 （半）坐位摆放图示二（配有固定在头架上的牵开器和手托）

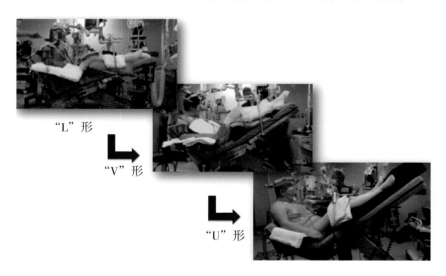

"L"形

"V"形

"U"形

图4-22 坐位体位改良过程："L"形→"V"形→"U"形

- 坐位摆放要求：满足了患者膝部高于患者视平线的同时，脚尖高于患者头部。
- "U"形坐位优势：对于体重较大患者把腹部展平不仅可以减小腹部压力，对患者自身而言也更加舒适。

第五章　神经外科手术布局

第一节　常规手术术间布局

常规手术术间布局见图 5-1。手术术间布局原则：以患者为中心；主刀医生在患者手术切口的位置，一助医生在主刀医生的左侧，器械护士在主刀医生的右侧，无菌器械台在护士的前、右方的范围内；麻醉机应放置在利于麻醉医生观察气管插管的位置；仪器设备常规在患者脚侧范围内；术中监测应以利于监测，且不影响手术为原则选择安置位置。

在首都医科大学宣武医院，常规手术术间实际布局见图 5-2、图 5-3。

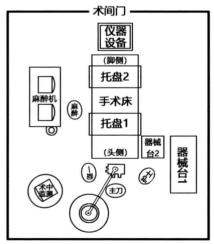
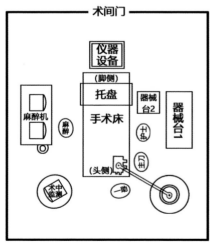

A. 仰卧位手术术间布局　**B. 左侧卧位手术术间布局**

图5-1　**A.** 仰卧位手术术间布局：主要应用于额叶、颞叶、额顶交界、额颞交界等部位的手术。**B.** 左/右侧卧位手术术间布局：主要应用于小脑、桥小脑角、颞顶交界、颞枕交界、脊柱、脊髓等部位的手术。

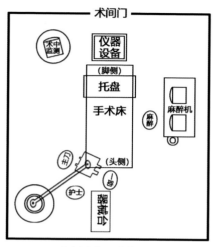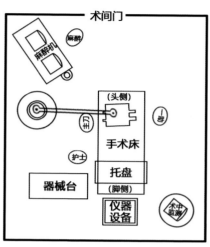

C. 右侧卧位手术术间布局　　**D. 俯卧位手术术间布局**

图5-1续　**C.** 左/右侧卧位手术术间布局：主要应用于小脑、桥小脑角、颞顶交界、颞枕交界、脊柱、脊髓等部位的手术；**D.** 俯卧位手术术间布局：主要应用于小脑、颅颈交界、脊柱、脊髓等部位的手术

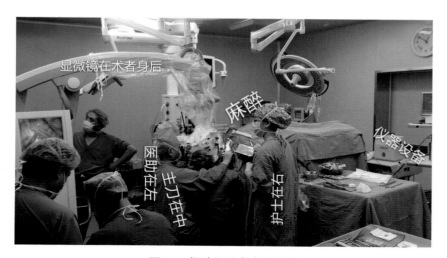

图5-2　仰卧位手术术间布局

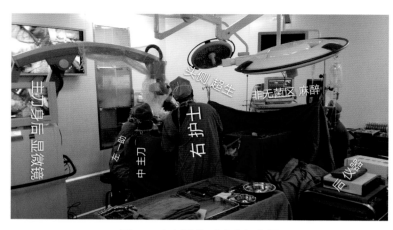

图5-3 左侧卧位手术术间布局

第二节 复合手术术间布局

复合手术术间布局见图 5-4。

复合手术术间布局原则应保证无菌操作的顺畅，仪器设备的位置摆放应从安全及活动自由度等方面考虑。

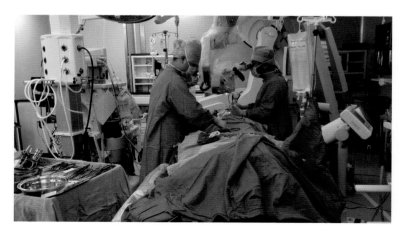

图5-4 俯卧位手术术间布局（复合手术）

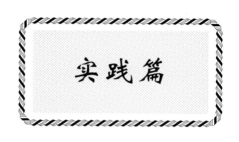

实践篇

第六章　神经外科患者麻醉的护理配合关注点

一、颅脑损伤患者麻醉的护理配合关注点

1．呼吸系统

由于颅内压增高，呼吸会变得缓慢而深长，患者易出现舌后坠，必要时应放入口咽通气道或行气管内插管开放气道。部分患者为饱胃状态，应备好吸引器，以防止胃内容物的反流和误吸。

2．循环系统

（1）大部分颅脑外伤的患者血压升高、心率增快。如果颅内压增高导致脑疝，患者发展为 Cushing 三联症，即血压升高，心率下降，呼吸浅慢。

（2）使用 16 号套留置针建立静脉通路，必要时开放两路静脉通路，血容量不足的患者，麻醉诱导前给予晶体、胶体液扩容，但应该注意大量体液复苏会加重脑水肿。为了降低术后脑水肿的程度，术中晶体液用量宜控制在 10 ～ 20 ml/kg 以内。如果液体量仍需要补充，则给予胶体液、血浆等。

（3）甘露醇渗透性利尿降低颅内压，还可通过降低血液黏滞度改善脑血流和氧供。但要注意因此可能导致的血容量不足和电解质紊乱。

3．神经系统

依据 Glasgow 昏迷评分，可确定患者的意识状况。

4．合适的体位

保证静脉引流通畅。头适当抬高15°～ 30°利于头部静脉回流，降低颅内压。

5．体温的保护

低体温可影响凝血机制，增加术中失血和对血制品的需求，同时还可以影响心血管系统，导致心肌缺血或心律失常。给予加温毯

或暖风保暖，并对输注的液体及血制品加温。体温每升高 1℃，脑水肿增加 40%，脑代谢率增加 4% ～ 5%。可给予头颈部冰袋降温。

6．眼的保护及受压部位的保护。

二、动脉瘤患者麻醉的护理配合关注点

1．充分了解评估病情，术前给予适当的镇静剂，对于意识不清的患者给予保护性约束。

2．做好术前准备

（1）未破裂的动脉瘤行动脉瘤夹闭手术：常规生命体征检测、16 号留置针开放静脉通路、有创动脉压监测、双频谱指数监测技术（BIS）、自体血回收装置、异体血制品。

（2）已破裂的动脉瘤行动脉瘤夹闭术：除上述准备，开放两条静脉通路，中心静脉压监测、动脉脉搏波形法连续心排血量监测（APCO）、血管活性药物。

3．夹闭动脉瘤过程中如果突然发生动脉瘤破裂，应该采取控制性降压，维持机体最低灌注压，待出血控制后恢复正常灌注。若急性大量出血，则需加用自体血回收装置。

如果进行临时动脉阻断，应记录阻断时间，同时避免过度的控制性降压，如有必要，应适当提高灌注压。

三、幕上肿瘤患者麻醉的护理配合关注点

1．额部、颞部、枕顶手术可采取仰卧位、仰卧头侧位、侧卧位，头部抬高 15°～ 30°有助于静脉回流和脑脊液引流。头部转向一侧可充分暴露术野，但过分扭曲或旋转头可导致静脉回流受阻，升高颅内压。

2．在手术刺激较强的阶段，如安置头架、切皮、剪硬膜和关颅阶段，需追加麻醉性镇痛药物，绝对避免患者术中呛咳和体动。

3．海绵窦区域肿瘤应注意术中出血的问题，术中对三叉神经的刺激可引起血压升高、心率减慢，甚至心搏骤停。颈静脉孔区的肿瘤术中刺激迷走神经、颞部肿瘤切除时，于颈动脉附近操作均可出

现心率不稳定的情况。

4．术中脑压板对脑组织长时间压迫或患者体位不当、气道不畅、缺氧及二氧化碳（CO_2）蓄积，输液过量，麻醉药物的不良反应或瘤内出血等均可造成脑水肿、脑肿胀、颅内压（ICP）突然增加而出现急性脑膨出。体动亦会导致。

控制急性脑膨出的措施包括：①调整体位，以利于静脉回流；②检查并维持呼吸道通畅；③监测 $PaCO_2$、PaO_2，纠正缺 O_2 或 CO_2 潴留；④换用麻醉药物，可将吸入麻醉药改为静脉麻醉药；⑤使用非去极化肌松药；⑥使用类固醇药物；⑦必要时行脑脊液引流；⑧加深麻醉；⑨手术减压。

5．容量管理

颅内肿瘤患者在治疗时由于禁食禁水，呕吐频繁，食欲不振，故往往存在体液紊乱。同时，颅内压增高和脑水肿也普遍存在。术前仔细评估患者的容量状况，确定输液的量、质、速度。在麻醉诱导前补充由麻醉引起的血管扩张和心功能抑制而导致的血容量不足是很重要的。严重脑水肿或颅内高压患者术中液体用量要少于计算出的维持需要量。

颅内肿瘤可破坏血 - 脑屏障，必须严格避免低渗溶液输注。目前，胶体溶液一般用于补充血管内容量不足，等张晶体液用来补充液体维持量。

6．疼痛管理

颞部入路者术后疼痛较重，额顶部入路者术后疼痛较轻。适当镇痛对患者有益。镇痛方案包括：局麻药切口浸润、帕瑞昔布钠联合局麻药切口浸润、曲马朵或阿片类药物经静脉患者自控镇痛（PCIA）、非甾体类抗炎药（NSAIDs）与曲马朵或阿片类药物 PCIA。

7．最大限度减少麻醉药物对神经监测仪的干扰，如脑电图、脑干听觉诱发电位、体感诱发电位。

四、垂体瘤患者麻醉的护理配合关注点

1．为缓解手术区域黏膜水肿，预防垂体瘤对 ACTH 细胞的挤

压或切除垂体瘤后 ACTH 水平降低，如无禁忌证，建议给予甲泼尼龙 1 ~ 2 mg/kg 入 100 ml 生理盐水静脉滴注。

2．手术体位　水平仰卧位，术者常规位于患者右侧进行手术操作。由于患者面部覆盖，气道保护受限，气管导管固定及气囊压力要求牢固、合理。

3．术中应警惕损伤海绵窦和颈内动脉引起的大出血。

4．局麻药中可加入肾上腺素以减少出血，但合并高血压、冠心病的患者慎用。

5．充分认识该肿瘤的内分泌效应，针对性给予治疗，预防相关并发症。

（1）垂体功能低下，可预防性给予糖皮质激素，下丘脑损伤可导致苏醒延迟、体温调节异常，术后 40% 患者会出现短暂的尿崩症现象，偶尔术中也会出现尿崩症。

（2）肾上腺皮质危象时应积极抢救。当怀疑本症时，不需要等待化验结果，应在配合医生即刻治疗的同时留取血标本，检查皮质醇及 ACTH，静脉滴注糖皮质激素，纠正脱水和电解质紊乱，预防和治疗低血糖，对症治疗如降温、镇静等。

（3）甲状腺功能亢进危象的处理：①全身支持疗法：静脉输液，保证水电解质和酸碱平衡，强心、保肝、给氧。②积极治疗诱发因素：有感染时，应用足量有效的抗生素。③退热、镇静。④应用肾上腺皮质激素。

五、颅底肿瘤患者麻醉的护理配合关注点

1．根据术前评估开放 1 ~ 2 条外周静脉，选择 16 号套管针，手术过程中保持尿量 ≥ 0.5 ml/（kg·h）。

2．术中出血量个体差异较大，有的颅底手术短时间内出血量可达 1000 ml/10 min。一类手术切口非恶性肿瘤患者术中常规使用自体血回收装置。

3．如需颅神经监测，应保持和神经监测医生及术者的沟通，部分手术过程中不宜使用肌肉松弛剂和吸入麻醉剂。

4．循环管理　注意保持与术者的沟通，发生异常情况应尽快寻找原因，及时处理。手术中刺激迷走神经可引起心动过缓和逸搏心律；脑干区和桥小脑角手术，因牵拉或压迫脑干可引起心律失常、血压降低及呼吸暂停。必要时可暂停手术操作，解除对脑干的牵拉或压迫，或使用阿托品等药物干预，待上述情况缓解后再继续手术。

5．液体管理　为避免增加 ICP，术中适当限制输液，但术中应保持尿量不低于 0.5 ml/（kg·h）。除非有低血糖血症，术中应避免输注含葡萄糖液体。警惕术中大量失血，如果发生，则应及时补充血容量，以维持血流动力学稳定。

6．眼的保护　贴膜粘贴封闭患者双眼，防止手术时消毒液流入眼，并避免长时间手术导致的角膜干涩。同时应避免术者肢体压迫患者双眼。

六、坐位手术患者麻醉的护理配合关注点

1．适应证　坐位手术通常用于肿瘤位于松果体区、第四脑室或小脑中线的颅内肿瘤，即经枕部，枕下中线切口和经小脑幕上、下入路的手术，以及部分颈椎手术。

2．禁忌证　卵圆孔未闭。

3．术中除常规监测外，还应监测中心静脉压（CVP）、尿量、心前区多普勒超声；有条件时，建议放置 TEE（经食管超声心电图），以监测静脉空气栓塞、动态心脏结构及反常空气栓塞。

4．术中输液　常规开放一条外周静脉，选择 16 号套管针，摆放坐位前输注 500 ～ 1000 ml 液体。手术过程中保持尿量 ≥ 0.5 ml/（kg·h）。

5．气道管理　手术体位固定后应再次确认气管导管的位置，导管是否畅通，头部不可过度屈曲，下颌到胸前需最小保持两横直以上的距离，注意气管导管及牙垫对周围组织有无明显压迫。

6．静脉空气栓塞监测及处理　术中密切观察患者的状态及监测数据，怀疑出现静脉空气栓塞时，用 20 ml 注射器抽吸 CVP 或 PICC 导管，同时压迫颈静脉，并通知外科医生处理伤口，湿纱布封堵血管破口。如果静脉空气栓塞持续存在，外科医生寻找空气入口困难，

可以使用 PEEP ≥ 10 cmH$_2$O 提高中心静脉压。低水平 PEEP 不会加重气体栓塞。如果还不能缓解，则需要将患者呈头低左侧卧位，使气栓在重力的作用下"浮动"到右心，便于经中心静脉导管吸出。经上述处理后，如果静脉空气栓塞仍不能缓解，并出现血流动力学严重抑制，则宜放弃坐位术式，更换其他体位。

七、脊柱患者麻醉的护理配合关注点

1. 建立静脉通路，16 号套管针，输液 1.5 ~ 2.5 ml/（kg·h），不输含糖液，可选用乳酸钠林格液或胶体，维持红细胞比容（HCT）30% ~ 50%，维持电解质平衡。

2. 眼的保护　俯卧位手术应将眼睛置于厚硅胶头圈中央悬空，防止压伤。在结膜囊涂四环素眼膏，并贴眼保护膜，防止角膜炎。头部尽可能至于正中向前位（无明显的颈部弯曲、移动、侧曲或旋转）；应避免 Hb < 8 ~ 9g/dl 和低血压；术中谨慎使用控制性降压以预防失明。

3. 俯卧位对患者的影响　将骨盆和下肢置于橡胶圈或充气垫上，利于下肢血液回流；用气圈将胸部、腹部适当支撑，减少呼吸阻力，避免膈肌受压；避免女性乳房和男性外生殖器过度压迫；俯卧位易引起上呼吸道水肿，拔管后易发生上呼吸道阻塞，术后应保持头高位 3 ~ 5 小时，也可给予激素预防；按摩前额、颧骨等受压部位，预防局部缺血坏死。

4. 搬动和转换体位时应统一步调，与手术医生及护士配合，使头、颈、背、下肢围绕一个纵轴转动，防止脊椎及关节损伤；避免气管导管扭曲或移位；头部应尽可能置于正中向前位，并保持颌部与胸骨上切迹距离 ≥ 2 横指，以防止咽部及面部水肿。

第七章　神经外科手术护理配合

第一节　幕上肿瘤切除术

【适应证】

大脑半球、侧脑室、第Ⅲ脑室及鞍部占位病变，癫痫治疗。

【麻醉方式】

全身麻醉。

【手术体位】

仰卧位，仰卧头侧位，侧卧，俯卧。

【手术切口】

翼点入路，冠状切口，单额切口，颞顶切口及顶枕切口。

【特殊用物】

头架、显微器械、电钻铣刀、超声震动吸引刀（CUSA）、软轴牵开器、导航。

【手术步骤及配合】

1. 常规消毒、铺巾，清点物品。

2. 头皮浸润麻醉　递术者及一助各 20 ml 注射器配 9 号长针头内抽吸 0.5% 利多卡因肾上腺素溶液做皮肤浸润麻醉。

3. 切开皮肤、皮下组织及帽状腱膜：递术者 23 号手术刀分段切开皮肤、皮下组织及帽状腱膜。递助手头皮夹钳上头皮夹压迫止血，干纱布拭血，双极电凝止血。

4. 游离皮瓣　更换刀片后游离皮瓣，双极电凝止血，递骨膜剥离子剥离骨膜，递湿纱布将游离皮瓣包裹，并用头皮拉钩将皮瓣牵拉固定。

5. 游离骨瓣　与台下巡回护士共同连接好电钻、铣刀。术者用电钻在颅骨上钻孔，以铣刀或线锯导板沿骨孔将骨瓣铣下，铣下的骨瓣浸泡在盛有生理盐水的碗中，待术毕修复时再用。

6．充分止血、准备切开硬脑膜　递术者吸好生理盐水的注射器冲洗术野。递双极电凝硬脑膜外充分止血，并递术者细长条明胶海绵放在四周骨缘与硬脑膜之间，递长带线棉条保护切口。

7．套好显微镜、铺托手架、准备好显微器械。

8．切开、悬吊硬脑膜　更换托盘上的治疗巾，将显微器械、硬脊膜剪刀、脑膜镊子神经细吸引器头摆放在托盘上，洗手护士洗手，手术医生更换手套。更换细吸引器头，递术者 11 号手术刀、脑膜镊在硬脑膜上切一小口，递脑膜剪将硬脑膜切开，再递术者脑膜镊、持针器夹持 4/0 小圆针细丝线悬吊硬膜，递助手线剪剪线。

9．切除肿瘤组织　适时递术者软轴牵开器、显微剪、显微镊、显微剥离子、显微取瘤镊、持瘤镊、标本钳等（根据需要与巡回护士连接好 CUSA 备用），分步将肿瘤游离并切除，双极电凝、速即纱、棉片压迫止血，冲洗术腔，准备关闭硬脑膜。保留标本。

10．关闭硬脑膜　关闭硬脑膜前与巡回护士共同清点物品。递术者脑膜镊、4/0 小圆针细丝线严密连续缝合硬脑膜。

11．放置引流　脑膜外放置 12 号硅胶引流管。75% 乙醇消毒皮肤，尖刀小弯放管，大角针 1 号双丝线固定。

12．颅骨复位　将游离下的骨瓣用钛钉或颅骨锁复位。再次清点用物。

13．逐层缝合切口　逐层缝合肌肉、帽状腱膜、皮下、皮肤。

（1）12×20 圆针 4 号丝线缝合肌肉。

（2）除去头皮夹，12×20 圆针 4 号丝线或 0 号 Dexon 线缝合帽状腱膜和皮下组织。

（3）9×28 角针 1 号丝线缝合皮肤或使用皮肤缝合器。

14．覆盖伤口　大纱布覆盖伤口，连接引流袋。

第二节　幕下肿瘤切除术

【适应证】

小脑肿瘤，小脑幕肿瘤，小脑蚓部肿瘤。

【麻醉方式】

全身麻醉。

【手术体位】

侧卧位，侧俯卧位，俯卧位，坐位。

【手术切口】

正中切口，旁正中切口。

【特殊用物】

小儿鹰嘴咬骨钳、颅后窝软轴牵开器、CUSA、显微器械。

【手术步骤及配合】

1．常规消毒铺巾。以坐位为例：

（1）消毒完毕后将一小单铺于患者肩部下方。

（2）用4块治疗巾将手术切口铺好。

（3）用四周带有塑料布的手术膜粘贴于手术切口。

（4）铺开颅单。

（5）粘贴眼科手术膜。

2．头皮浸润麻醉　递给术者及一助20 ml注射器配9号长针头内抽吸0.5%利多卡因肾上腺素溶液、显影纱布。局麻药注射量一般情况下以不超过100 ml为宜。

3．切开皮、皮下、肌肉组织　递予术者4号手术刀柄配23号手术刀片切开皮、皮下组织、肌肉组织，干纱布拭血，单、双极电凝止血。递予骨膜剥离器剥离骨膜和肌肉，显露术野。更换刀片。

4．暴露术野　递予术者自动牵开器将切口撑开。

5．游离骨瓣　病变靠近枕部的骨瓣可用钻、铣刀游离下来，术毕可再复位；靠近枕大孔的骨质直接用双关节咬骨钳、鹰嘴咬骨钳咬除术后不用进行复位。

6．套显微镜罩、铺托手架、准备显微器械。

7．剪开硬脑膜、悬吊硬脑膜　递予术者11号手术刀及脑膜剪剪开硬脑膜，持针器夹持4/0圆针细丝线悬吊硬脑膜。

8．处理病变　同"幕上肿瘤切除术"。

9．止血、冲洗术腔、缝合硬脑膜　缝合前与巡回护士清点带线棉、缝针等物品。递予术者持针器夹持 4/0 圆针细丝线及脑膜镊。

10．放置引流　根据需要于硬脑膜外放置 12 号硅胶引流管。

11．颅骨复位　有游离骨瓣的用钛钉或颅骨锁将骨瓣复位。再次清点物品。

12．缝合切口　逐层缝合肌肉、皮下、皮肤。

（1）递予牙镊、3/8 弧 12×28 圆针穿 7 号丝线缝合肌肉。

（2）1/2 弧 12×20 圆针穿 4 号丝线缝合皮下组织。

（3）缝合皮肤前先递予术者牙镊将手术贴膜与皮肤分离，再递予酒精小纱布进行皮肤消毒。递予 3/8 弧 9×28 三角针穿 1 号丝线缝合皮肤或使用皮肤缝合器，再递予乙醇小纱布再次进行皮肤消毒，并递予两个牙镊行皮肤对合。

13．覆盖伤口　大纱布覆盖伤口，连接引流袋。

第三节　脑室-腹腔分流术

【适应证】

各种类型的脑积水。

【麻醉方式】

全身麻醉。

【手术体位】

仰卧位，头转向健侧，患侧肩下垫小枕。

【手术切口】

头部切口（额角切口或枕角切口）+ 剑突下切口。

【特殊用物】

脑室腹腔分流管、金属通条。

【手术步骤及配合】

1．消毒铺单

（1）头部消毒：递 4% 碘酊纱布消毒切口，75% 乙醇纱布脱碘 2 遍。

（2）腹部消毒：递 2.5% 碘酊纱布消毒切口，75% 乙醇纱布脱碘 2 遍。

2．颅骨钻孔

（1）头部切口：于健侧枕外粗隆凸上 4 ～ 5 cm 处，以穿刺点为中心做马蹄形皮瓣。用乳突拉钩牵开切口。

（2）在切口中央行颅骨钻孔。

（3）切开硬脑膜：递 11 号手术刀切开硬脑膜，递脑膜镊、脑膜剪剪开硬脑膜。

3．脑室内置管　选择脑皮质无血管区做穿刺点。递棉片保护术野，用带金属导芯的脑针穿刺侧脑室底部，成功后拔出导芯。递分流管（脑室段）沿脑针穿刺孔道插入脑室中。置入深度为 6 ～ 7 cm（距皮缘）。见有清亮淡粉脑脊液流出，固定脑室端。

4．分离皮下隧道　行剑突下正中切口，直达腹膜，递 23 号手术刀切开皮肤，长 2 ～ 3 cm，单极电刀逐层开腹，干纱布拭血，递甲状腺拉钩牵开显露术野。打通留管隧道：递金属通条做隧道，建立患侧胸壁及颈部至头部切口隧道。沿皮下隧道放置分流管腹腔端。按压力泵方向连接脑室端及腹腔端，递 10 号丝线结扎固定，按压分流泵见腹腔端有清亮透明脑脊液流出，置管完成。

5．清点物品，逐层关颅，逐层关腹。

6．覆盖切口。

第四节　颅神经减压术

【适应证】

三叉神经痛、面肌痉挛、舌咽神经痛。

【麻醉方式】

全身麻醉。

【手术体位】

侧俯卧位。

【手术切口】

乙状窦后入路耳后横切口。

【特殊用物】

微血管减压显微，后颅窝牵开器（Codman），涤纶垫片。

【手术步骤及配合】

1．弯盘内放大刀和两块大纱布，递主刀大刀切皮、单极电烧切开皮下组织、肌层、帽状腱膜。

2．上头皮夹钳递主刀及一助头皮夹子，双极止血。

3．递主刀医生 Codman 颅后窝牵开两侧肌肉和皮肤，双极止血，（换过新刀片后）递大刀切开腱膜下层、骨膜层，双极止血。

4．递主刀医生骨膜起子（弯头）剥离骨膜，双极止血，备好小球状骨蜡（压迫出血点），调整牵开器深度。

5．骨窗形成，递主刀开颅钻，一助使用注射器打水。钻孔后用咬骨钳扩大至 2～3 cm 直径的骨窗，上至横突，外侧至乳突后缘近乙状窦处。备好 3 把咬骨钳（枪状咬骨钳、傻瓜咬骨钳、小普通咬骨钳），钳夹除骨屑，骨缘出血者用骨蜡止血，乳突小房可用骨蜡填堵。期间刷手护士与巡回护士配合套显微镜，备出一把小弯、直剪和些许皮筋（套前台上备好长棉片、骨蜡、明胶海绵）供主刀使用。

6．上显微镜，上显微器械，撤掉基础器械。更换显微短粗吸引器头、细针头打水、更换 0.4×95 黄镊子（根据手术部位再更换型号），棉条板上裁好各个型号的棉片。

7．切开硬脑膜，递主刀尖刀和高级脑膜镊（显微枪状牙镊）、脑膜剪。递主刀小圆针一号线悬吊硬脑膜，一助小弯。近 2～3 针悬吊。

8．显露神经，可递一助较窄的脑压板轻轻将小脑半球抬起，打开桥脑小脑角池的蛛网膜，用显微吸引器吸出脑脊液部分，烧断岩部静脉。显露粘连神经。

9．认清压迫血管后，用 1 ml 注射器划开血管蛛网膜，压迫血管处理，分离责任血管与神经。

10．打开涤纶垫棉撕成蒲公英质感并揉成球，递主刀黄镊子夹持将血管垫离神经根，即可起到减压作用。

11．关闭硬脑膜，配成 1：6 的尼莫地平水反复冲洗，确认术野无活动性出血后，递主刀医生 4-0 圆针连续缝合硬脑膜，缝硬脑膜前后与巡回护士分别清点棉条、针、带线针两次。

12．缝合硬脑膜后进一步清洗止血，递主刀止血材料，钛网修补骨窗，逐层缝合肌肉、皮下组织、皮肤。

第五节　经鼻蝶入路垂体瘤切除术

【适应证】

垂体瘤。

无明显鞍上扩展的Ⅰ～Ⅳ级0、A级肿瘤，尤其是内分泌活跃的肿瘤，如泌乳素瘤、生长激素腺瘤、库欣病及其他鞍内型垂体瘤；有明显向下方蝶窦侵袭的Ⅲ、Ⅳ级肿瘤，无视力、视野改变或稍有改变的E级腺瘤，而无视力、视野改变；有明显鞍上扩展的A～B级肿瘤，如无严重视力损害，有蝶鞍及鞍隔孔扩大，可经蝶窦入路向鞍上操作，且鞍上瘤块位于中线、左右对称。

【麻醉方式】

全身麻醉+表面麻醉（盐酸丁卡因300 mg+灭菌注射用水30 ml+肾上腺素3 mg）。

【手术体位】

仰卧位，头下垫头圈。

【手术切口】

鼻中隔后部切口。

【特殊用物】

鼻内镜成像系统、经鼻内镜垂体瘤器械、高速电钻配有25 cm的加长颅底手术专用手柄、明胶海绵、丁卡因肾上腺素棉片、碘仿纱条、高分子膨胀海绵、1 ml注射器、9号长针头，等离子刀刀头。

【手术步骤及配合】

1．消毒、铺单、连接内镜：同内镜下鼻中隔偏曲矫正术。

2．鼻黏膜表面麻醉　递浸有1%丁卡因30～50 ml的肾上腺素棉片，用以表面麻醉及收缩鼻腔黏膜2次。

3．显露肿瘤　在内镜监视下，切开鼻中隔后部黏膜，离断鼻中隔后缘，暴露对侧蝶窦开口，以骨凿凿开蝶窦前壁，咬骨钳咬除蝶窦前壁、递咬骨钳和髓核钳咬出骨性组织，若骨质较硬可用高速电钻扩大蝶窦开口，递双极电凝镊烧灼黏膜止血，保持术野清晰。

4．确定肿瘤位置　磨除鞍底骨质达硬脑膜，递 20 ml 注射器抽聚维酮碘液灌洗消毒鼻腔后，递 9 号长针头连接 1 ml 注射器穿刺鞍区，证实为负压，以排除鞍内动脉瘤。

5．切除肿瘤　递钩突刀十字形切开硬脑膜，分离并显露肿瘤，递不同角度、不同大小的取瘤镊、取瘤钳、垂体瘤刮匙、吸引器等切除肿瘤，用小杯盛装少许生理盐水接取切下的肿瘤组织。

6．重建鞍底　用明胶海绵等止血类用物（取下的肌肉 / 筋膜）填充鞍内空腔，递予修剪好的硬脑膜补片封闭缺口，递枪状镊夹持碘仿纱条、高分子膨胀海绵依次填充鼻腔。

第六节　脊髓硬脊膜动静脉瘘夹闭术（SD-AVF）

【适应证】

硬脊膜动静脉瘘。

【麻醉方式】

全身麻醉。

【手术体位】

侧卧位或俯卧位。

【手术切口】

后正中切口。

【特殊用物】

浅自动钩、深自动钩、羊角拉钩、椎板咬骨钳、棘突咬骨钳、银夹、双极电凝、显微剪刀、显微镊子、显微针持、速即纱、8/0 Prolene 线、1 ml 注射器。

【手术步骤与配合】

1．消毒、铺巾：4% 碘酊纱布消毒一遍，75% 乙醇纱布脱碘 2遍。身下垫一块小单，常规 4 块治疗巾铺切口，贴 1/2 的普通手术膜，铺开颅单，再贴眼科膜，并将双极和吸引器的尾端递于巡回护士，再在上面铺一块小单。

2．切皮　根据 X 线片或脊髓造影所示，结合临床体征，确定病变的椎体表面，切口为胸段或腰段后正中切口。递 23 号手术刀切开皮肤、皮下组织，直达棘上韧带，沿棘上韧带一侧切断椎旁肌附着点。更换刀片。

3．分离肌肉　递骨膜剥离子沿棘突及椎板骨面，将肌肉剥离，在肌肉和椎板间用干纱布填塞止血。

4．切除椎板　双侧椎板暴露后，取出填塞纱布，电凝肌肉上的出血点，递自动钩牵开切口。组织剪剪断棘突间韧带，再用鹰嘴咬骨钳和椎板咬骨钳咬除椎板，递带有骨蜡的神经剥离子和大小合适的棉片止血。

5．探查脊髓　椎板切除后可见硬膜外病变，正常硬脊膜呈蓝白色，与脉搏和呼吸波动一致。

6．切开硬脊膜　递 11 号手术刀切开硬脊膜，递显微剪刀和镊子剪开硬脊膜，并用 4/0 慕丝线（小儿胃肠）悬吊硬膜，将棉片放入硬膜下方，保护脊髓。

7．切开蛛网膜　用 1 ml 注射器划开蛛网膜，再用显微剪刀剪开。

8．夹毕动静脉瘘口　探查脊髓情况，出血用棉片压敷或双极电凝止血。找到动静脉瘘口，双极电凝烧断，充分止血，并将大小合适的速即纱贴敷在创面上。

9．缝合硬脊膜　用 4/0 慕丝线（小儿胃肠）缝合硬膜，并于关硬膜前后两次清点棉片、缝针、纱布、刀片等。

10．逐层关闭切口。

第七节　脊髓血管畸形切除术（S-AVM）

【适应证】

脊髓血管畸形。

脊髓血管畸形是指脊髓血管先天发育异常形成的血管病变。脊髓血管畸形引起临床症状的原因是畸形血管破裂出血。由于畸形血管管壁薄、引流静脉压力高，特别是并发动脉瘤或静脉瘤时，如有突然的动脉血压增高或静脉回流受阻等因素，则畸形血管极易破裂出血。出血可发生于脊髓蛛网膜下隙或脊髓内。当出血形成血肿时，造成对脊髓的直接压迫和破坏，进一步加重了脊髓损害。

【麻醉方式】

全身麻醉。

【手术体位】

侧卧位或俯卧位（无论哪种体位，均应使脊柱呈一直线）。

【手术切口】

后正中切口。

【特殊用物】

椎板器械、变频双极镊、AVM 夹钳和夹子。

【手术步骤及配合】

1．常规消毒铺巾清点用物　根据脊髓造影（DSA）及磁共振（MRI）做颈段、胸段或腰段后正中切口。

2．切开皮肤，皮下组织，筋膜，直达棘上韧带　递 23 号手术刀及电刀沿棘上韧带一侧切断椎旁肌附着点，递浅自动勾牵开器将切口撑开。更换刀片。

3．分离椎旁肌肉　递骨膜剥离子及椎板剥离器沿棘突及椎板骨面，将肌肉分离，充分显露椎体，电凝及骨蜡止血，在肌肉和椎板间递干纱布压迫止血，按同样方法分离另一侧椎旁肌肉。

4．切除椎板，显露硬脊膜　递羊角勾牵开充分显露棘突及椎板，递剪刀剪断棘突间韧带，棘突咬骨钳咬除棘突，枪状咬骨钳咬下椎板并将骨窗扩充分，显露硬脊膜外脂肪及黄韧带，递骨蜡、双极电凝及棉片止血；咬骨的时候可以套显微镜。

5．切开硬脊膜　递尖刀切开硬膜，并用脑膜剪剪开，硬脊膜切缘用 4/0 带线针悬吊（吊向两侧）将小棉片放入硬脊膜下方，保护脊髓。

6．备好显微镜，托手架及显微器械。

7．切开蛛网膜　递显微镊，蛛网膜刀或 1 ml 注射器将蛛网膜切开，递显微剪将蛛网膜完全剪开。递银夹钳将蛛网膜固定在硬脊膜上，以便充分暴露手术野。

8．探查畸形血管，辨认供血动脉　递显微剥离子探及畸形结构，寻找供血动脉。如果供血动脉辨认不清可试验性临时阻断供血动脉，观看显示器，适时递显微剥离子，双极电凝，变频刀、小棉片压迫止血及动脉瘤临时阻断夹。

9．切除畸形血管　沿畸形团四周胶质增生逐层分离，切断供血动脉，早期注意勿伤及引流静脉，畸形团分离完全后切断引流静脉，确认畸形血管。递双极电凝后切断，并取出。此时，护士应注意随时用湿生理盐水纱布擦拭双极及变频刀。

10．充分止血（速即纱，棉片，双极电凝）。取下固定在硬脊膜上的银夹，递显微镊、显微针持夹持 8/0 Prolene 线缝合软脊膜、蛛网膜。清点用物（脑棉片、动脉瘤夹子、缝针、纱布等）。

11．冲洗手术野，缝合硬脊膜：用生理盐水反复冲洗手术野，细致止血，并再次清点。递脑膜镊及 4/0 带线针（或半弧针、细丝线）连续缝合硬脊膜。

12．逐层关闭切口，放置引流管　用 7 号丝线子宫圆针缝合肌肉、深筋膜，4 号丝线缝合浅筋膜直至皮下，三角针 1 号线缝合皮肤或 4/0 薇桥线皮内缝合。

第八节　动脉瘤夹闭术

【适应证】

颅内动脉瘤。

颅内动脉瘤系指脑动脉壁的异常膨出部分，是引起自发性蛛网膜下腔出血的最常见原因。病因尚不甚清楚，但以先天性动脉瘤占大部分。任何年龄可发病，40 ～ 66 岁常见。80% 发生于大脑动脉环（Willis 动脉环）。脑动脉瘤的分类：直径 14 mm 以下为小型；15 ～ 24 mm 者为大型；25 mm 以上者为巨型。

前交通动脉瘤，后交通动脉瘤，大脑中动脉瘤，颈内动脉分叉部位的动脉瘤，基底动脉瘤等颅内动脉瘤。

【麻醉方式】

全身麻醉。

【手术体位】

（以前交通动脉瘤为例）仰卧位，头偏向对侧约 30°，头高脚高中凹位，头稍低平。

【手术切口】

翼点入路。

【特殊用物】

动脉瘤夹钳和夹子。

【手术步骤及配合】

1. 常规开颅到硬脑膜（常规翼点入路切口）。

2. 剪开硬脑膜，暴露脑组织　将套好无菌套的显微镜移至手术野，在显微镜下用尖刀将硬脑膜划开一小口，然后用脑膜剪将硬脑膜剪开，露出脑组织。

3. 显露颈内动脉分叉　将外侧裂内端的蛛网膜切开。由于这里蛛网膜较厚，应递医生显微剪刀剪开。向内侧解剖，用双极电刀及显微剪刀边分离边止血直至颈内动脉分叉。

4. 打开终板池　将额叶抬起，沿大脑前动脉近端（A1）向内侧解剖到达并打开终板池，注意递长棉条将脑组织保护好，递双极电烧及剥离子。

5. 暴露动脉瘤　动脉瘤深埋于矢状裂中，通过这个切口细心解剖到达前交通动脉与 A2 汇合点附近，并越过动脉瘤看到对侧 A2。

6. 显露动脉瘤颈　用锐器将动脉瘤周围血管及组织剥离，遇到动脉瘤壁与脑组织粘连时，可用软脑膜下分离技术，将脑表面的软脑膜留下，不与瘤壁分离，以免扰动动脉瘤，周围组织用棉条保护。护士将剪好的棉条递给医生，显露好动脉瘤颈。

7. 夹闭动脉瘤　选择合适的动脉瘤夹，用持夹钳夹住动脉瘤夹递给医生。将动脉瘤夹闭后用罂粟碱棉片放于载瘤动脉处，以防止血管痉挛。若动脉瘤夹闭后有破损，可用耳脑胶粘住，防止出血。

　　8．缝合硬脑膜　递双极电凝、Surgicel棉片压迫止血，并于关硬膜前后两次清点棉片、缝针、刀片、动脉瘤夹等。

　　9．常规关颅同幕上肿瘤切除术。

第九节　颞浅动脉-大脑中动脉搭桥术

【适应证】

烟雾病。

脑血管性疾病（如烟雾病，Moyamoya disease）是颈内动脉末端及其主要分支大脑前动脉、中动脉进行性狭窄或闭塞，并颅底异常血管网（烟雾血管）形成为特征的脑血管疾病。本病好发于东亚地区，临床症状主要表现为脑缺血和脑出血。目前手术是主要的治疗方式，包括直接血运重建术、间接血运重建术和联合上述两种手术方式。直接血运重建术是颅内-颅外动脉的血管吻合（主要是颞浅动脉-大脑中动脉搭桥术，有时可行枕动脉-大脑中动脉搭桥术)，目前应用于慢性缺血性脑血管病、动脉瘤等治疗。颞浅动脉-大脑中动脉搭桥术后能迅速增加脑血流量，从而达到改善脑灌注、减少卒中发生的风险。

【麻醉方式】

全身麻醉。

【手术体位】

仰卧位，头偏向健侧30°～45°。

【手术切口】

改良翼点入路切口。

【特殊用物】

1．器械准备

脑血管搭桥显微镜。

2．用药准备

（1）亚甲蓝（蓝染标记用）：抽入1 ml蓝色套管针注射器。

（2）罂粟碱（防止血管痉）：一支加 10 ml 生理盐水，蘸棉条。

（3）肝素钠（防止血栓）：配成一支加 500 ml 生理盐水，血管切开期间冲洗用。

（4）吲哚菁绿（血管造影）：一次用 5 ml，台下巡回护士静脉推注。

3．缝线准备

10-0 prolene。

【手术步骤及配合】

1．消毒铺巾　4% 碘酊消毒一遍，75% 乙醇脱碘 2 遍。头下垫一块小单，常规 4 块治疗巾铺切口，贴 1/2 的普通手术膜，铺开颅单，再贴眼科膜，并将双极和吸引器的尾端递于巡回护士，再在上面铺一块小单。

2．仪器准备　用无菌显微镜套将显微镜保护好，4～6 层无菌双器械巾铺好托手架。

3．切皮并游离颞浅动脉　递 15 号手术刀切皮，术者在显微镜下沿术前画好的颞浅动脉标记游离颞浅动脉，递显微牙镊、显微剪刀游离颞浅动脉，递双极电凝止血，递助手湿盐水无菌棉签拭血。

4．阻断颞浅动脉　递动脉瘤临时阻断夹临时阻断近端，递显微剪刀将动脉剪断。递 5 ml 注射器配眼科冲洗针头吸入肝素盐水，从断端冲洗血管腔，并递罂粟碱浸湿的棉片保护游离的动脉。

5．扩大切口　递 23 号手术刀将切口延长至翼点，递骨膜剥离器剥离骨膜，并递浅自动牵开器撑开切口暴露至最大。

6．游离骨瓣　递术者电钻钻孔，递助手骨膜剥离子用于剥开骨膜并可以用来暴露颅骨及保护周围组织不被电钻损伤。递咬骨钳咬修骨缘，递骨蜡止血，同时备好明胶海绵、长棉片用于止血。将游离下来的骨瓣浸泡在生理盐水中待术毕复位时使用，在游离骨瓣时要注意保护已游离下的颞浅动脉。

7．切开硬脑膜、悬吊硬脑膜　递 11 号手术刀及脑膜剪切开硬脑膜，4/0 慕丝线（小儿胃肠）悬吊。

8．切开蛛网膜　递显微镊和蛛网膜刀（或 1 ml 注射器针头）

将蛛网膜切一小口，再递显微剪刀将侧裂蛛网膜完全打开。

9．游离大脑中动脉　递显微剥离子和显微剪刀游离大脑中动脉，递双极电凝止血。递2个无损伤微型动脉瘤夹将其近端和远端分别阻断，并递一修剪好的橡皮条（长约1.5 cm 宽，0.5 cm 的梭形皮片，待血管吻合完毕时勿必取出）垫于动脉与脑皮质之间。再递蛛网膜刀在大脑中动脉上切一小口。

10．血管断端染色　递抽好亚甲蓝的1 ml 注射器将亚甲蓝注射在颞浅动脉断端、大脑中动脉上的切口染色。

11．吻合血管　递5 ml 内抽肝素盐水注射器，配以眼科针头反复冲洗血管腔。递显微镊和显微持针器夹持10/0 Prolene 线行端侧吻合。每吻合完一针递给显微剪刀剪线，用湿纱布接过针线，再将针线用显微持针器夹好递给术者。同时递给助手20 ml 注射器配9号长针头内抽温盐水不断冲洗吻合口（备2套注射器交换使用）。

12．缝合硬脑膜　递双极电凝、Surgicel 棉片压迫止血，递20 ml 注射器抽温盐水冲洗术腔，充分止血后，递4/0 慕丝线（小儿胃肠）缝合硬膜，并于关硬膜前后两次清点棉片、缝针、刀片、动脉瘤夹等。

13．颅骨复位　递给术者钛钉、持钉钳及加压钳将钛钉卡紧，再递给克丝钳将钛钉尾端贴着颅骨齐根剪断。勿伤及颞浅动脉。

14．逐层关闭切口。

第十节　动脉瘤孤立手术

【适应证】

梭形动脉瘤（夹闭后可能会造成血管完全闭塞）。

- 正常脑血流量：50 ～ 55 ml/（100g·min）
- 轻度减低：20 ～ 30 ml/（100g·min）脑功能尚维持正常
- 中度减低：10 ～ 20 ml/（100g·min）可逆性脑功能障碍
- 重度减低：< 10 ml/（100g·min）不可逆性脑功能障碍
- 低流量搭桥：20 ～ 40 ml/min，适用于大脑中动脉、椎动脉、

小脑后下动脉部位动脉瘤及代偿尚好的颈内动脉

- 中流量搭桥：40 ～ 80 ml/min，适用于大脑中动脉动脉瘤，有部分代偿的颈内动脉动脉瘤
- 高流量搭桥：80 ～ 120 ml/min，适用于代偿差的颈内动脉动脉瘤

要保证手术治疗动脉瘤的安全，减少术后发生严重或致命性的脑缺血，选择恰当管径的血管移植是手术搭桥的关键。常选择的颅内外搭桥血管有颞浅动脉和枕动脉、桡动脉、大隐静脉。脑血管重建还要有严格的显微血管吻合技术，要求熟练地将移植血管吻合到深部脑血管上。脑功能保护措施也非常必要，以防范手术中脑缺血的发生。

【麻醉方式】

全身麻醉。

【手术体位】

仰卧位。

【手术切口】

桡动脉、颈部、扩大翼点。

【特殊用物】

1. 器械准备

搭桥常用显微器械、颈动脉内膜剥脱器械、动脉瘤夹钳和夹子。

2. 用药准备

（1）营养液：300 ml 林格液 +5% 碳酸氢钠 0.2 ml+ 硝酸甘油 2.5 mg+ 肝素 500 IU + 合贝爽 5 mg（鸡尾酒配方）；

（2）抗血管痉挛：生理盐水 100 ml+ 罂粟碱 300 mg；

（3）抗凝血：生理盐水 500 ml+ 肝素 12500 IU。

【手术步骤及配合】

1. 首先配合术者分离桡动或大隐静脉，将分离好的桡动或大隐静脉用肝素水冲灌几次。将一端用动脉瘤夹夹闭，另一端连接输液器，并用压力袋打到一定压力（保持大隐静脉内压力为 120 ～ 150 mmHg），使游离的大隐静脉保持充盈，并将血管泡在已

配好的血管保养液中以备搭桥使用。

2．配合术者分离颈动脉，暴露好颈总、颈内与颈外动脉，并用血管阻断带分离好。

3．配合术者开颅，暴露大脑中动脉。

4．配合搭桥手术　用短通条在颞部做一皮下隧道，然后用动脉瘤夹阻断大脑中动脉（30 min 左右），使大隐静脉与大脑中动脉行端—侧吻合，用 8-0 或 10-0 prolene 线吻合。吻合后大隐静脉另一端与颈动脉（多为颈外动脉）行端 - 侧吻合，用 7-0 或 8-0 prolene 线吻合。

5．配合术者关颅　搭桥成功后，经彩色多普勒超声检查确认血管通畅后，行动脉瘤夹闭或切除，止血、关颅与切口。

6．术后注意器械保养。

7．手术结束后回收器械时应认真仔细，特别注意精密仪器分别放置，防止损坏，分开清洗、上油、保存。

第十一节　颈动脉内膜剥脱术

【适应证】

颈动脉重度狭窄和闭塞。

颈动脉内膜剥脱术（CEA）是切除增厚的颈动脉内膜粥样硬化斑块，预防由于斑块脱落引起脑卒中的一种方法，已被证明是防治缺血性脑血管疾病的有效方法。

对于近 3 个月无临床症状（包括短暂的脑缺血发作，或者视物黑蒙）出现的人群，当颈动脉狭窄＞ 60% 时；对于存在临床症状（比如：短暂的脑缺血发作、黑蒙、卒中等）的患者，当颈动脉狭窄＞ 50% 时；同侧颈动脉高度狭窄（70% ～ 99%）者。

【麻醉方式】

全身麻醉。

【手术体位】

仰卧位，头轻微后仰偏向健侧。

【手术切口】

颈前斜切口。

【特殊用物】

颈动脉内膜剥脱器械。

【手术步骤及配合】

1. 常规消毒、铺巾，清点棉条、针线。备好无菌显微镜、无菌托手架。

2. 切开皮、皮下、肌肉组织　递予术者 23 号手术刀沿胸锁乳突肌前缘切开皮肤，皮下组织及颈阔肌，递自动牵开器牵开显露术野，单、双极电凝止血，更换刀片。

3. 显露颈动脉及其分叉　显露颈动脉鞘并切开，递 5×14 圆针 1 号丝线悬吊颈动脉鞘。显露并游离出颈总动脉、舌下神经、颈外动脉和颈内动脉。递生理盐水浸湿的细绳穿过颈总动脉下方，并套上斯耐尔阻断管，在舌下神经、颈外动脉、颈内动脉上方分别使用黄、蓝、红阻断带区分并牵开，以示区别。

4. 阻断颈动脉　仔细检查切口，递单极、双极电凝彻底止血，以免术中全身肝素化后出血，巡回护士遵医嘱给予患者肝素 5000 U。递术者阻断钳分别阻断颈总动脉、颈外动脉、颈内动脉并记录时间。

5. 剥离并切除病变内膜及硬化斑块　在显微镜下操作，递尖刀切开颈动脉前外侧壁，递 Potts 剪延长切口，神经剥离子剥离病变内膜和硬化斑块并切除。递 6/0 Prolene 缝合线将颈内动脉远端内膜断端与血管壁固定 1～2 针，防止颈动脉开放后远端内膜瓣形成，造成管腔狭窄或闭塞。颈外动脉和颈总动脉近端斑块切除后的断端用 Potts 剪修剪整齐，递肝素盐水（按 1000 U 肝素 +100 ml 生理盐水配置）反复冲洗血管腔，用 6/0 Prolene 血管缝合线连续缝合血管壁，缝至最后 3～4 针时短暂开放颈内动脉，排除血管内的空气和碎屑。缝合结束后，依次开放颈外动脉、颈总动脉、颈内动脉。

6. 检查血管内腔，缝合切口　用腹腔镜套和安全套套好 B 超探头，检查血管内腔情况，用纱布棉条和速即纱确切止血后，依次缝合颈阔肌、皮下组织、皮肤，视情况在皮肤切口最低位放置甲状腺引流管。

第十二节　椎管内肿瘤切除术

【适应证】

椎管内占位。

脊髓髓内肿瘤相对少见，占椎管内肿瘤的 10% ～ 15%，较多见于颈段及胸段。其中 80% 为神经胶质瘤，其中以室管膜瘤最多，占 55% ～ 60%；其次为星形细胞瘤，约占 30%。其他较少见的有血管瘤、脂肪瘤、转移瘤和先天性肿瘤等。病理上主要侵犯灰质，有垂直发展倾向。肿瘤累及脊髓灰质，出现相应的结构损害之征象，如感觉障碍或感觉分离、肌肉萎缩等。椎管梗阻比髓外肿瘤出现得晚。脊髓内肿瘤患者以 20 ～ 40 岁者为多，占 76.5%。从发病到入院手术的间隔为 2 个月 ～ 14 年，平均 28 个月，2 年内者占 70.5%。

【麻醉方式】

全身麻醉。

【手术体位】

俯卧位。

【手术切口】

后正中入路。

【特殊用物】

1. 器械准备　银夹钳和银夹（髓内肿瘤用）。

2. 手术特殊用药准备　甲泼尼龙 500 mg。

【手术步骤及配合】

1. 消毒　4% 碘酊消毒，待干后使用 75% 乙醇脱碘。

2. 铺单　两块小单分别铺在患者身体两侧，四块治疗巾铺切口周围，贴手术膜固定，最后铺开腹单。

3. 切皮　递术者 23 号手术刀、牙镊、大纱布切开皮肤及皮下组织，递浅自动牵开器或牛角拉钩牵开皮下组织。

4. 剥离　准备好骨膜剥离子剥离椎旁肌肉，显露椎体。

　　5．开椎板　递尖嘴咬骨钳咬开一侧椎板，然后递枪状咬骨钳（各号）顺开口扩大咬开显露硬脊膜。

　　6．剪开硬脊膜　递脑膜剪和脑膜镊剪开硬脊膜，备好银夹钳，显露肿瘤。

　　7．切除肿瘤　递显微枪状尖镊及显微剪刀，同时换成显微吸引器及合适大小的显微双极镊进行肿瘤分离并切除。

　　8．关切口　蛛网膜用 8-0 Prolene 缝线缝合、硬脊膜用 6-0 薇桥线缝合放置引流管，逐层关闭切口。

第十三节　腰椎间盘减压（融合）术，后入路

【适应证】

　　1．各种原因的腰椎退变性不稳定，合并椎间盘突出或椎管狭窄需行后路减压者。

　　2．手术后腰椎不稳，需同时行后路椎弓根螺丝固定者。

　　3．椎间盘源性腰痛，前路手术受限。

　　4．各种原因腰椎滑脱，需同时行椎管减压及复位固定者。

　　腰椎间盘突出是较为常见的疾病之一，主要是因为腰椎间盘各部分（髓核、纤维环及软骨板），尤其是髓核，有不同程度的退行性改变后，在外力因素的作用下，椎间盘的纤维环破裂，髓核组织从破裂之处突出（或脱出）于后方或椎管内，导致相邻脊神经根遭受刺激或压迫，从而产生腰部疼痛，一侧下肢或双下肢麻木、疼痛等一系列临床症状。腰椎间盘突出症以腰 4 ~ 5、腰 5 ~ 骶 1 发病率最高，约占 95%。

【麻醉方式】

　　全身麻醉。

【手术体位】

　　俯卧位。

【手术切口】

　　脊髓后路入口。

【用物准备】

融合器械。

【手术步骤及配合】

1．定位 术前使用亚甲蓝及 C 形臂来确认所需手术的锥体位置。

2．消毒皮肤 递 4% 碘酊消毒切口，75% 乙醇脱碘。

3．铺单顺序 递 4 块治疗巾，贴手术膜，铺开口单。

4．显露椎体 递 23 号刀片 4 号刀柄，2 把牙镊，2 块纱布切皮，单极电刀分离至皮下组织深筋膜由浅表到深部筋膜依次递浅自动钩－羊角钩牵开组织，扩大术野尖刀（7 号刀柄 +11 号刀片）划开棘上韧带，骨膜剥离子剥离棘突上软组织显露棘突及两侧锥板，双关节咬骨钳咬去多余骨质。

5．定位针定位 于椎弓根上定位，使用 C 形臂再次检查是否是相应节段，依次递尖锥、二道锥、硬探、软探、定位针（左右两侧用不同的定位针区分）。

6．椎弓根螺丝钉定位 确认钉道位置，将定位针换成相应的钛钉。

7．减压 递棘突咬骨钳咬掉病变部位棘突，递 1 ~ 4 mm 椎板咬骨钳，咬掉病变部位锥板，递剥离子和神经勾探查硬脊膜与骨质关系，递骨腊、明胶海绵、长脑棉止血，充分减压。

8．处理椎间盘 递尖刀划开韧带，递髓核钳夹除突出髓核。

9．固定 递持棒钳夹住已剪好的钛棒放入钉道内，递上帽器把钉帽固定到钛钉上。

10．关闭切口。

第十四节 颈椎前路减压+内固定术

【适应证】

颈椎间盘突出。

颈椎病是指颈椎间盘退行性变、颈椎肥厚增生以及颈部损伤等引起颈椎骨质增生，或椎间盘脱出、韧带增厚，刺激或压迫颈脊髓、颈部神经、血管而产生一系列症状的临床综合征。主要表现为颈肩痛、头晕、头痛、上肢麻木、肌肉萎缩，严重者双下肢痉挛、行走困难，甚至四肢麻痹、大小便失禁，瘫痪。本病多发于中老年人，男性发病率高于女性。

【麻醉方式】

全身麻醉。

【手术体位】

仰卧位。

【手术切口】

颈前入路。

【用物准备】

磨钻、融合器械。

【手术步骤及配合】

1．消毒皮肤　递 4% 碘酊消毒切口，75% 乙醇脱碘。

2．铺单顺序　递 4 块治疗巾，贴手术膜，铺开口单。

3．切皮　递术者 23 号手术刀、牙镊、大纱布切开皮肤及皮下组织，递剥离子剥离颈部肌肉，递合适长度的牵开器牵开颈部肌肉。

4．定位　递注射器针头，在病变间盘上定位，使用 C 型臂透视确定为病变间盘。

5．上椎体牵开器　依次递术者尖椎、椎体牵开钉、椎体牵开器，牵开上下椎体。

6．间盘摘除　递尖刀划开前纵韧带，递刮匙刮开间盘，使用髓核钳夹除间盘，如韧带钙化可使用高速磨钻磨除。

7．人工间盘置入　递试模来确定合适大小的人工间盘，人工间盘中央填骨后置入上下椎体之间。

8．下椎体牵开器　取下椎体牵开器，递椎体牵开钉钳拧下牵开钉。

9．上钛钉钛板　依次递钻、丝工、改锥固定钛钉钛板。

10．逐层关闭切口　肌肉使用 3-0 薇桥缝线缝合，皮肤使用 4-0 SL691 缝线缝合。

第八章　神经外科小儿手术护理流程及细则

第一节　小儿手术护理流程

小儿手术护理流程见图 8-1、图 8-2。

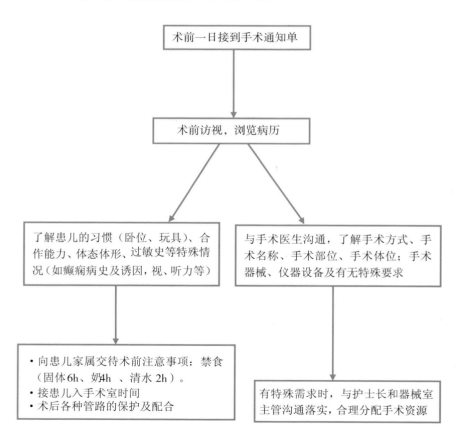

图8-1　小儿手术护理流程图（术前）

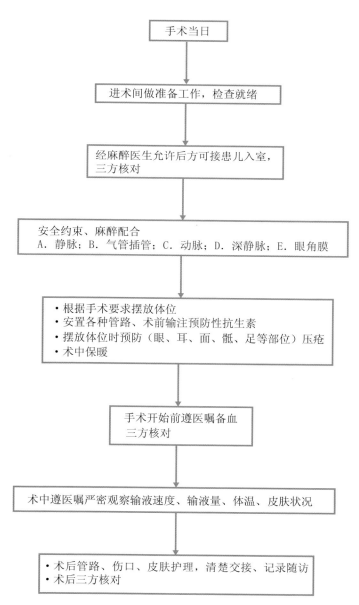

图8-2　小儿手术护理流程图（手术当日及术后）

第二节　小儿手术护理细则

小儿手术护理细则见图 8-3。

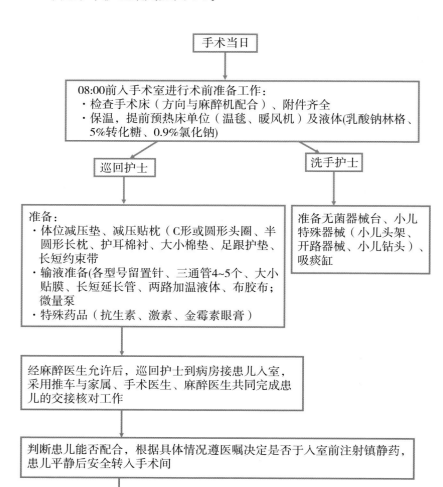

图8-3　小儿手术护理细则

按手术计划将患儿安置于手术床上，安全约束、充分保暖、不得离开，并完成入室核对

麻醉配合：
A. 静脉通路：严格控制，按体重4、2、1ml/（kg·h）
B. 气管插管（小儿麻醉箱内有2.5～6.5#插管）：安全固定、小纱布卷牙垫、使用布质胶布、采用三明治贴膜方法黏贴固定，保护面部皮肤
C. 动脉监测建立：安全连接、排除气体
D. 深静脉建立：准备深静脉穿刺包、薄肩垫、盐酸奥布卡因凝胶1～2支、腔镜保护套、氯已定、小纱布、5 ml注射器、3-0/4-0角针、大贴膜、肝素盐水、11号刀片
E. 眼角膜保护：点入金霉素眼膏后，轻闭合双眼，无张力、压力贴眼膜。

配合顺序可以为：ABCDE/BACDE

摆放手术体位配合：
· 与手术、麻醉医生共同协作，保护神经、血管不受牵拉压迫，符合人体力学，良好暴露术野，预防压疮，重点保护眼、耳、臂丛神经、骶尾、髋部、足踝部
· 所有管路安全通畅、防止滑脱
· 稳妥约束

· 手术开始前遵医嘱备血、取血，三方核对准确
· 小儿负极板≤13 kg，有金属植入物者采用双极电凝，受压部位定时缓解，体温监测
· 手术配合及时、准确，严格无菌、无瘤技术

术后：
· 安全约束，注意保暖，配合拔管、麻醉恢复
· 观察皮肤，清楚交接
· 术后随访
· 定期总结，经验交流，措施整改

图8-3续 小儿手术护理细则

第九章　神经外科手术配合要点

一、神经外科分组：分为综合组、血管组、脊柱组、颅底组

神经外科分组参见图 9-1。综合组包括：肿瘤组、小儿组、功能组。

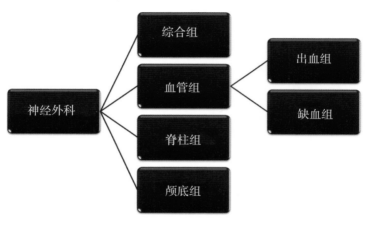

图9-1　神经外科分组

二、脑棉分号

脑棉分为 5 个型号（图 9-2）。

1 号：为 3 cm×8 cm（长脑棉规格）

2 号：为 3 cm×8 cm 长脑棉的竖 1/2

3 号：为 3 cm×4 cm（短脑棉规格）

4 号：为 3 cm×4 cm 短脑棉的任意 1/4

5 号：为 3 cm×4 cm 短脑棉的任意 1/8

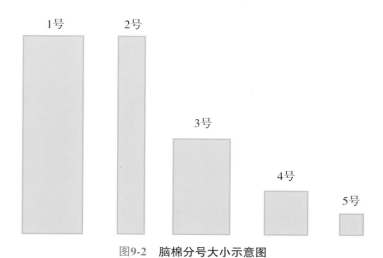

图9-2 脑棉分号大小示意图

三、无菌器械台要求：撤除器械

见图9-3。

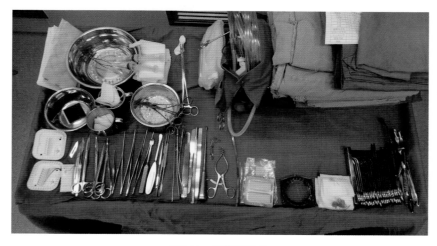

图9-3 无菌器械台

四、常规固定：左手吸引器，右手单、双极

见图 9-4。

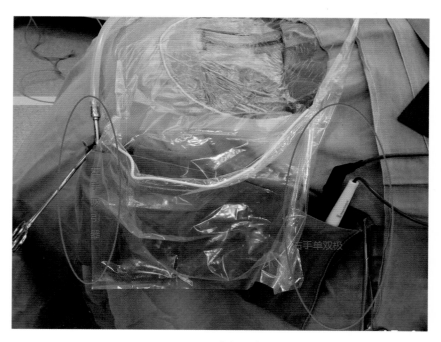

图9-4　常规固定

策划编辑：药　蓉
责任编辑：陈　奋
封面设计：锋尚设计

神经外科手术护理
基础与实践手册

ISBN 978-7-5659-1697-7

定价: 38.00 元

鼻咽癌放射治疗

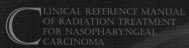

CLINICAL REFERENCE MANUAL
OF RADIATION TREATMENT
FOR NASOPHARYNGEAL
CARCINOMA

临床参考指南

中山大学放射肿瘤学系列丛书　　◎ 夏云飞　孙颖　陈晨　主编

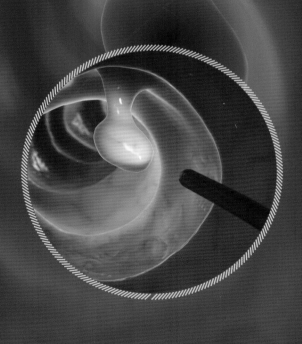

北京大学医学出版社